百年程氏养生系列

百年程氏
汉方养颜经

主编◎程凯

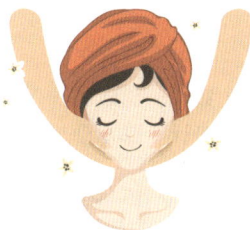

中国健康传媒集团
中国医药科技出版社

内容提要

汉方美容，不仅仅是改变肌肤外在的美丽，我们倡导"调制于内而美于外"。中医美容，从身体的根本问题入手，调和脏腑阴阳，改善人体气血循环，作用于身体及皮肤深层，由内而外，效果安全而持久。本书主要介绍的是美容穴位及穴位点压按摩方法，以及饮食和药膳调养，另配有程氏自创的眼保健操、祛痘按摩法等。本书适合爱美人士阅读使用。

图书在版编目（CIP）数据

百年程氏汉方养颜经 / 程凯主编 . — 北京：中国医药科技出版社，2018.11

（百年程氏养生系列）

ISBN 978-7-5214-0093-9

Ⅰ . ①百… Ⅱ . ①程… Ⅲ . ①美容—中医学 Ⅳ . ① R275

中国版本图书馆 CIP 数据核字（2018）第 064982 号

ISBN 978-7-88728-209-5

本书视频音像电子出版物专用书号：

美术编辑 陈君杞
版式设计 锋尚设计

出版　中国健康传媒集团｜中国医药科技出版社
地址　北京市海淀区文慧园北路甲 22 号
邮编　100082
电话　发行：010-62227427　邮购：010-62236938
网址　www.cmstp.com
规格　710×1000mm 　¹/₁₆
印张　10
字数　138 千字
版次　2018 年 11 月第 1 版
印次　2021 年 7 月第 2 次印刷
印刷　北京盛通印刷股份有限公司
经销　全国各地新华书店
书号　ISBN 978-7-5214-0093-9
定价　46.00 元

编委会

主　编◎程　凯

编　委◎秦　卓　王　婧　游　敏
　　　　吴娇娟　翟丽静　李昱颉
　　　　任　杰　王　桓

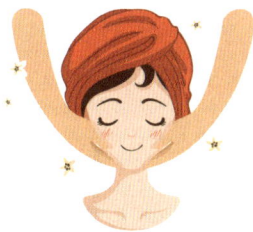

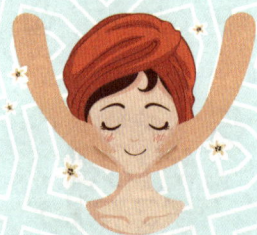

序

　　经络是在漫长的人类进化过程中，逐渐形成的人体自我诊疗的医学模型。它在长期大量的医学实践基础上，建立起体表与内脏、体表与体表之间的某种固定或规律性联系，是沟通内外的桥梁，具有网络周身气血的作用。经络就是我们身体内与生俱来的"母亲河"，使经络通畅，对患有疾病的机体来讲就是最好的治疗，对健康的机体来讲就是养生保健，经络的通畅与否影响着人的生存和健康，也是疾病形成和痊愈的重要影响因素。经络作为脏腑与体表的联系通路，在病理状态下可以传导病邪，反映病候，而穴位则是经络上特殊的点。因此通过穴位触诊的方法如压痛、过敏、肿胀、硬结等现象司外揣内，可以判断疾病的部位、范围、深浅及关联脏腑。并且我们也可以通过刺激相应的腧穴，来达到疏通经络、调节脏腑功能的目的。

　　随着当代社会环境和自然环境的快速变化，我们的身心都面临着很大的挑战，同时作息不规律、不健康饮食等不良生活习惯也损害着我们的健康，疲劳综合征、亚健康等病症正愈发普遍。各种慢性病和疑难杂症层出不穷，使得当今以科学标榜的主流西医学，也疲于应付。然而经络和穴位，既可运用于针灸临床治疗，也可以用于人们的日常养生保健中，它是我们人体随身携带的"智能医院"。作为一种绿色、安全、有效，并能够根据人体的状态自我平衡气血阴阳的纯物理疗法，在日常生活保健中，具有很大的推广价值。当身体某个部位出现不适症状时，我们只需找到相应穴位，并给予正确刺激，对于一些小的毛病则可以做到即刻显效；对于经年累月的慢性病，也能很好地缓解症状，改善病情，控制并发症。用生活中的例子形象比喻的话，经络就像一条条公交线路，而穴位就是一个个车站，想要到达某个地方，只要找对车站就可以了。

程氏针灸作为北京市非物质文化遗产项目，已有140余年的历史积淀和临床实践，通过对疾病机制的深刻认识和人体经络、穴性客观规律的挖掘，集成了以我的祖父国医大师程莘农院士的"经络诊断、穴性理论、三才针法"为核心学术思想。并将多年临床治疗心得，总结成实用、简便的程氏穴位养生经验。我曾先后在《养生堂》《万家灯火》等不同健康养生节目和不同场合的健康讲座中介绍了各种养生保健方法，并多次出版了养生书籍。此次，我们把多年出版的、深受广大读者喜欢的书籍分类整理为《经络养生操》《汉方养颜经》《穴位止痛》《饮食养生七律》《穴位养生①》《穴位养生②》，汇编成《百年程氏养生系列》丛书，系统地分类总结了程氏三代养生保健理念，提出了最简单有效的经络穴位养生方法，并毫无保留地献给读者大众，以冀造福社会。始于经络，阐释穴性，结合食疗与汉方，述中医之理，传承经典，发扬创新，让更多的人受益。

程　凯

2018 年 8 月

前　言

　　一项研究发现，皮肤对于一般的生化护肤品的吸收程度能达到7%，而中药护肤品的吸收程度却能达到13%。而且，中药保养品以"活血化瘀"的方式加强肌肤的新陈代谢，使沉淀的黑色素和老化的角质能够快速分解脱落，所以中药养颜驻容的效果非常明显。

　　不要以为"美容"是现代社会的专利，其实古代女性就已经大量使用各种方法进行"美容"。美容，在中国古代又被称为"驻颜"，并不仅仅指护养外在容颜、毛发、皮肤、五官，还包括养护内在的脏腑。可以说，中医学的美容，其实是一整套提高人体生理功能、延缓机体衰老的方法。

　　俗话说，爱美之心，人皆有之。古代"驻颜"的效果是指面色红润，洁白细腻，无明显皱纹和雀斑、皮肤病——这些评判形象美丽与否的标准逾越了千年而至今未改。古代自然条件恶劣，诸侯纷争，战火连绵，那些从古代起就被人们所认可的"美女"们，又是如何在岁月中保持美丽的呢？

　　这就要归功于随着千年更迭，至今依然在被我们使用的中医了。

　　实际上，在本书中，我们所讲的这些"汉方"，亦如那些沿用至今的中药、针灸一样，是经历了千年岁月的考验，流传下来的东方女性美颜之法。

汉方美颜，不仅仅是改变肌肤外在的美丽，我们倡导的是"调制于内而美于外"。中医美容的辨证论治，是从身体的根本问题入手，调和脏腑阴阳，改善人体气血循环，作用于身体及皮肤深层，由内而外，达到美颜之目的，效果安全而持久。在本书中，我们主要介绍的是美容穴位及穴位点压按摩的方法，这些穴位经常点按具有疏经通络、活血化瘀、调和气血、防治皱纹、延缓衰老、细腻肌肤等作用，此外，还配以饮食调养和药膳调养。本书还配有程氏自创的眼保健操、祛痘按摩法等，可以扫描二维码看视频。这些传统的汉方及按摩方法，最大的好处就是安全，不必担心有任何化学成分会刺激到肌肤。

程　凯

2018 年 3 月

目 录

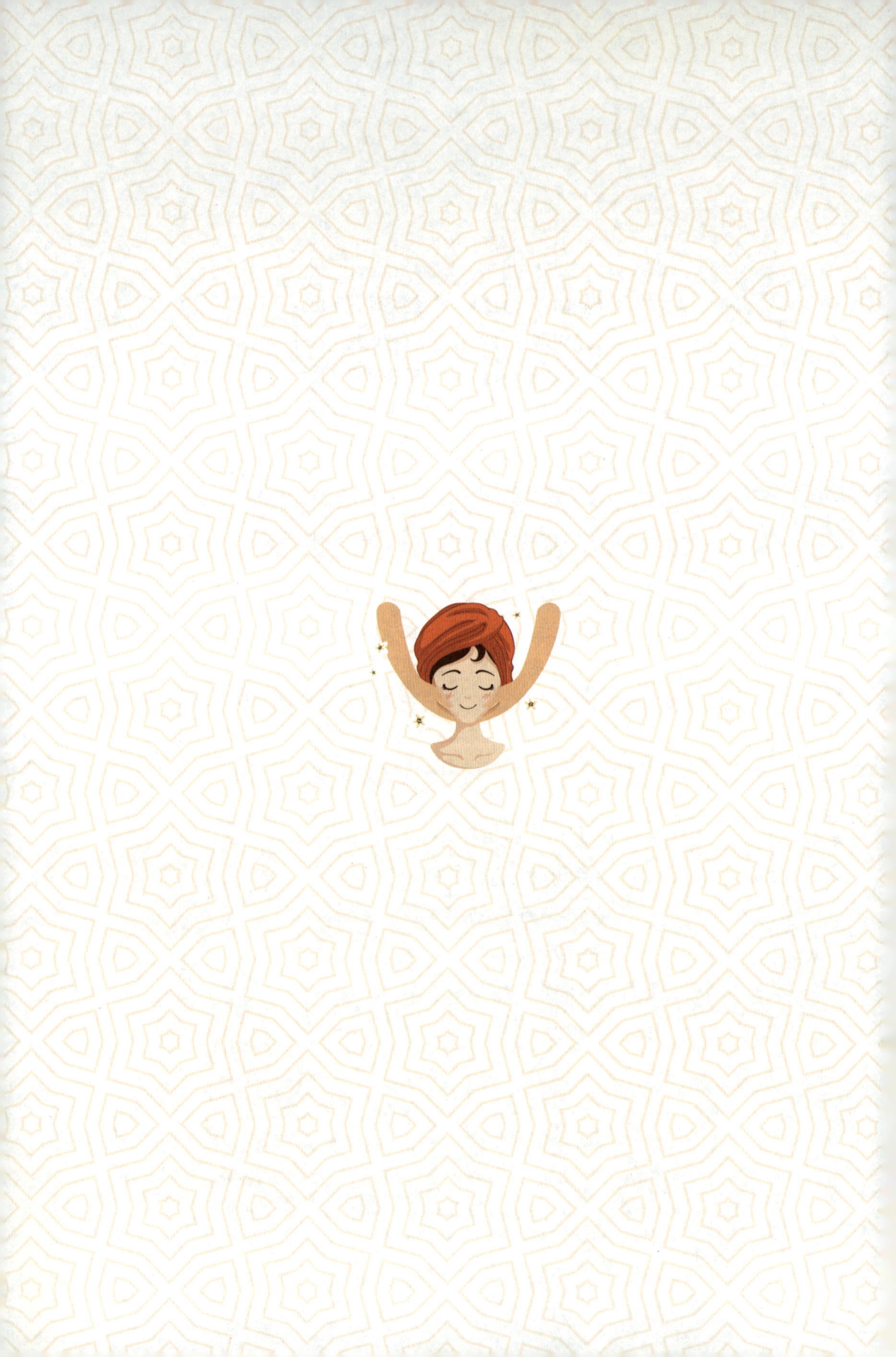

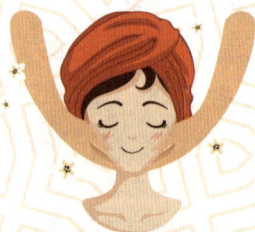

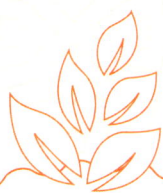

明
眸
篇

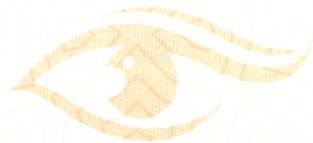

当皱纹渐渐爬上眼角，曾经的"回眸一笑百媚生，

六宫粉黛无颜色"也渐渐成了回忆。

一双清澈明亮的媚眼，总是让人难以招架，即使是上了年纪，

也依然魅力不衰，颠倒众生，一举手一投足，都是风华绝代，

处处洋溢着东方神韵。

如此魅惑双眸，因何而来？

和我们一起，让汉方带给你别样长久的魅力。

在开始明眸之旅以前，

先做个小测试来看看你的眼周肌肤有多少岁了吧！

① 笑的时候，眼睛下方肌肤松弛，已经出现了浅浅的笑纹。

② 洗脸之前凝视镜中，可看见眼尾隐约有几条横纹。

③ 眼睛周围容易长脂肪粒。

④ 眼睛下方有小细纹。

⑤ 洗完脸后，眼睛周围紧绷。

⑥ 眼睛周围出现浮肿或眼袋迹象。

⑦ 睡眠不足造成的黑眼圈很不容易消失。

⑧ 傍晚，眼睛周围的肌肤会出现黯沉现象。

⑨ 眼尾有干燥的迹象。

⑩ 从外表看来，双眼皮有点松弛、下垂的样子。

以上问题如果你出现：

• 0 ～ 3 个
眼部肤龄还很年轻，适当保养即可。

• 4 ～ 7 个
眼部肤龄大约在 30 岁左右，属于一般性老化现象。

• 8 ～ 10 个
眼部肤龄已接近 40 岁的老化程度，需要进行专业护理。

经络美眼

眼部的肌肤最为娇嫩，偏偏眼睛是活动最频繁、最显眼的部位，所以眼部肌肤的保养最马虎不得。

眼周的穴位很密集，我们平时涂抹眼霜时、按摩时、敷眼膜之后，甚至闲暇时间里，点压按摩眼部周围的穴位，对眼部肌肤的保养大有帮助。刚开始点压穴位时，先对着镜子找准穴位，熟练之后就可随时随地根据需要自我按摩保养了。点压穴位时，穴位会有轻微的酸胀感。每个穴位点压5秒钟，就能达到改善眼周循环、增强眼周血液供应、缓解眼睛疲劳的效果，对黑眼圈及鱼尾纹也有良好的改善作用。

≈晴明

- 在眼眶内上角，眼内眦角稍上方凹陷处。
- 晴明穴主要能缓解眼睛红肿、迎风流泪的症状，眼睛舒服了，眼部皮肤受到拉扯的机会就会大大减少。

≈承泣

- 在瞳孔直视时的正下方，眼球与眼眶下缘之间。
- 经常按摩，对于舒缓眼睛红肿、迎风流泪同样有效，对控制眼袋也有良好的效果。

≈攒竹

- 在眉毛内端，也就是眉头处。

≈鱼腰

- 瞳孔直上，在眉毛中间略有凹陷处。
- 如果怕找不准位置，可以用手从眉头一点一点地按揉到眉尾，攒竹和鱼腰就都按到了。这两个穴位能控制上眼睑下垂，对眼周浮肿有很好的改善效果。

≈四白

- 瞳孔直下，当眶下孔凹陷处。大约眼下一寸处。
- 天天坚持用指按压此穴有助于脸部血液循环顺畅，消除脸部特别是眼周围的小皱纹，还可有助于治疗眼病如近视眼、青光眼等。

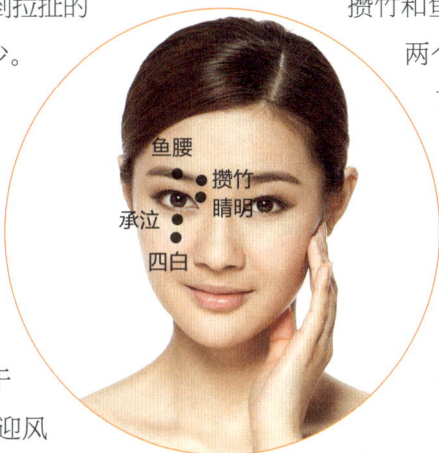

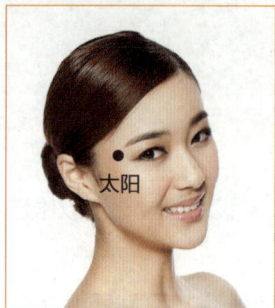

太阳

≈太阳

📍 在颞部，眉梢与目外眦之间，向后约一横指的凹陷处。

💬 此穴被称为"经外奇穴"，《达摩秘方》中将按揉此穴列为"回春法"，认为常用此法可保持大脑的青春常在，可"返老还童"。按摩太阳穴可以给大脑以良性刺激，能解除疲劳、振奋精神、止痛醒脑，对消除鱼尾纹也有良好的效果。

TIPS 眼睛肿了就不能点穴美眼吗？

因为各种各样的原因，你的眼睛可能红、肿、热、痛，这个时候再去点眼周穴位似乎不切实际；想下手去按摩，却又怕痛；万一刚好长了个"痘痘"或者破了出现伤口，点穴会不会引起感染？难道眼睛肿了就不能点穴美眼了吗？其实，在我们全身的穴位中，有一些穴位看似距离有症状的部位很远，其实对患处也有着意想不到的治疗效果。

≈光明

📍 在小腿外侧，外踝尖直上5寸。

💬 经常点按，不仅使双眸更明亮，能淡化眼周皱纹，而且对眼睛痛、夜盲、近视、白内障等眼部疾病，都有一定的治疗效果。

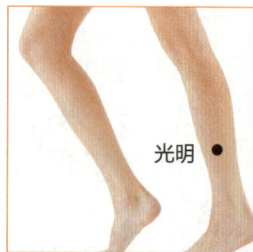

光明

≈养老

📍 在前臂背面尺侧，当尺骨小头近端桡侧凹陷中。用一只手抓住另外一只手的小臂，顺着背侧从手肘向手腕平推，在手腕处的高骨之前即是养老穴。

💬 闲暇时经常点按，在不经意间就可以清头明目，舒筋活络，美化眼部肌肤，延缓衰老。

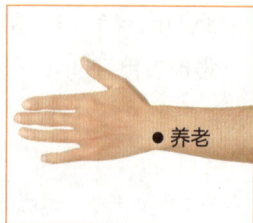

●养老

程博士提示

3种针对缓解眼部特殊问题的按摩方法

1.

祛皱纹—— 人到了35岁左右，眼角便容易出现一些细小的鱼尾纹，这是因为眼角周围的皮肤细腻娇嫩，皮下脂肪较薄，弹性较差。再加上眼睛是表情器官，睁眼、闭眼、哭、笑时眼角都要活动，故容易出现皱纹。很多还不到30岁的朋友也出现了眼周皱纹，这是为什么呢？其实视疲劳是造成眼部皱纹的最重要的原因。现代社会工作紧张，容易用眼过度，眼周肌肉长期处于紧张状态，人会不自觉地皱眉、眨眼来缓解肌肉紧张的状态。长此，眼部活动增加，额头、眼角的皱纹就随之而来了。

先用手指点压眼眶周围的睛明、承泣，各5~10次。然后在手指尖上适当沾一些凡士林油，在眼周做螺旋式轻柔按摩，将油脂揉进皮肤里去，按摩持续1分钟左右。接着用化妆棉将多余的油脂擦去，但不能完全擦去，以手感光洁为度，每晚进行为宜。

2.

祛眼袋—— ①用食指压住两眼内眦的睛明穴，每秒按压1次，共按压5次。②用食指垂直按压眼眶下的承泣穴，每秒按压1次，共按压5次。③用食指按压太阳穴，每秒按压1次，共按压5次。④拇指按住外眼角，食指环眼眶做抹法。按摩时应在局部涂上适量润肤油。

3.

祛黑眼圈—— 用双手拇指按住太阳穴，双食指由内眼角向外轻轻做螺旋式按摩，一边按摩一边向外眼角移动，每次5遍，每日2次。按摩时力度要适当，不要过重。

用双手食、中、无名指压眉毛下方3次，再压眼下方3次。3~5分钟后会觉得眼睛格外清亮。此法可以增强局部血液循环，促进眼部皮肤气血流通，使其眼眸明亮。

❧ 饮食美眼 ❧

　　饮食保健对增强视力也是至关重要的。一般而言，多吃蔬菜、水果、胡萝卜、动物的肝脏，或适当用些鱼肝油，对视力有一定保护作用，切忌贪食膏粱厚味及辛辣大热之品。同时，还可配合食疗方法，以养肝明目。

木瓜薄荷银耳茶

原料

新鲜木瓜200g，薄荷10g，泡好的银耳适量。

制法

木瓜和银耳一起炖煮，汤汁略微变稠后加入薄荷，关火，盖上盖子。可内服，也可外敷。外用时等晾凉后用茶中的薄荷叶片敷在眼下皮肤上即可。

程博士提示

　　木瓜，又名万寿果，是热带、亚热带水果中维生素A含量很高的一种水果，还富含维生素C和可溶性钙。**薄荷**有"眼睛草"的别称，用于治疗眼疾，可解除眼睛疲劳。薄荷油外用，能起到消炎、止痛、止痒的作用。**银耳**中含有丰富的蛋白质和维生素。此茶无论外敷还是内服，都可缓解眼睛的疲劳，减轻眼袋，祛除小细纹，疗效甚佳。

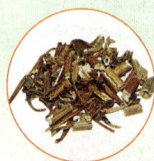

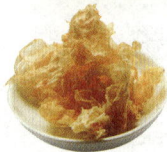

苹果炖鱼

原料 苹果3个，生鱼1条，红枣10枚，生姜2片。

制法 苹果去皮去心去蒂，切成块状；红枣去核；生鱼煎至鱼身成微黄色；汤煲内加入清水，用猛火煲滚，然后放入全部材料，改用中火继续煲2小时左右，加盐、味精调味食用。

功效 治脾虚、气血不足，防止眼袋生成，消除黑眼圈。

桂圆莲子羹

—— 原料 ——
桂圆、莲子适量。

—— 制法 ——
锅内放入温水，将莲子泡15分钟后，煮半小时，然后放入桂圆肉（干），小火再煮10分钟，放入冰糖，关火即可。

—— 功效 ——
益心脾，补气血。睡前服用不仅可以健脾防止眼袋生成，也可安眠。

程博士说桂圆

桂圆，也称龙眼，性温味甘，可以养血益脾、补心安神、补虚长智。现代研究表明，桂圆可治疗贫血和因缺乏烟酸造成的皮炎、腹泻、痴呆，甚至精神失常，同时对癌细胞有一定的抑制作用。

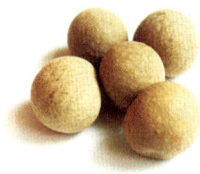

❧ 草药美眼 ❧

菊花白果美容羹

- 原料 - 白果10g，白菊花4朵，雪梨4个，鲜牛奶750~1000ml，蜂蜜适量。

- 制法 - 白果去壳，用滚水烫去衣；白菊花取瓣洗净；雪梨去皮、核，切成粒状。然后把白果、雪梨放进滚水锅里（水分不宜过多），文火煲至白果熟，加入菊花、牛奶稍滚熄火，降温后加入适量蜂蜜调味。此量为2~3人用。

- 功效 - 明目养颜。

程博士说菊花

在我国，不少地方都有食菊的风俗。**菊花**气味芬芳，绵软爽口，是入肴佳品。吃法也很多，可鲜食、干食、生食、熟食、焖、蒸、煮、炒、烧、拌皆宜。菊花入药多用杭白菊，中医认为其辛、甘、苦，微寒，入肝、肺经，具有清肝明目的作用。研究表明，菊花含有丰富的香精油和菊花色素，能够有效抑制皮肤黑色素的产生，并能柔化表皮细胞，因而也可祛除皮肤皱纹，使面部皮肤白嫩，达到美容养颜的作用。

需要注意的是，这里用的是菊花，不是野菊花。菊花与野菊花不同，无论外形还是药性等各方面都有很大区别。野菊花有微毒，可引起食欲不振、上吐下泻等症状。

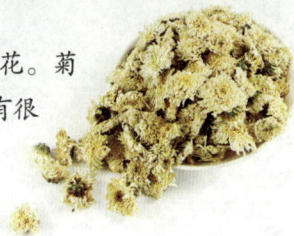

DIY 小品

- **菊花膏**：以鲜菊花加水煎熬，滤取药汁并浓缩，兑入炼好的蜂蜜，制成膏剂，具有疏风清热、明目之效用。
- **菊花枕**：将菊花瓣阴干，收入枕中，对高血压、头晕、失眠、目赤有较好疗效。

决明子绿茶煎

原料
决明子、绿茶各5g。

制法
将决明子用小火炒至香气溢出时取出，候凉。将炒好的决明子、绿茶同放杯中，倒入沸水，浸泡3~5分钟后即可饮服。随饮随续水，直到味淡为止。

功效
清凉润喉，口感适宜，具有清热平肝、降脂降压、润肠通便、明目益睛之功效。

♦ 程博士说决明子

决明子苦，微寒，虽属于清肝明目的常用药，既能清泄肝胆郁火，又能疏散风热，为治目赤肿痛之要药；但是药性寒凉，有泄泻和降血压的作用，长期吃对身体不好，会损伤身体的正气，不适合脾胃虚寒、脾虚泄泻及低血压等患者服用，女性患者也不宜长期大量饮用。需要注意的是：本方中决明子炒制时有香气溢出即可，不要炒糊，以免影响疗效。而**茶叶**中含有咖啡因，有醒脑提神之功，所以不宜夜间饮用，以防失眠。

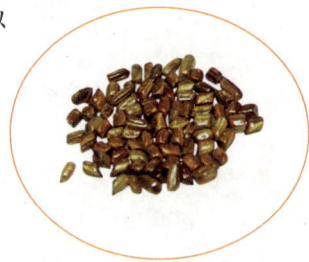

DIY 小品

• 决明子枕

用生决明子3~4kg，用布袋装好做成枕头。宋代文学家黄庭坚作诗："枕囊代曲肱，甘寝听芬苾，老眼愿力余，读书真成癖。"指的就是决明子枕。使用决明子枕不仅可以清热安神、明目助眠，它的硬度恰好可对头部和颈部中穴位进行按摩，所以对头痛、头晕、失眠、脑动脉硬化、颈椎病等有辅助治疗作用。

• 菊花决明子粥（经验方）

原料：菊花10g，决明子10~15g，粳米50g，冰糖适量。

制法：先把决明子放入砂锅内炒至微有香气，取出，待冷后与菊花煎汁，去渣取汁，放入粳米煮粥，粥将熟时，加入冰糖，再煮一二沸即可食。

用法：每日1次，5~7日为1个疗程。

功效：清肝明目，降压通便。

注意事项：大便泄泻者忌服。

TIPS 解决老花眼

中医认为，老花眼是由于人上了年纪后，气血渐衰，肝肾精气亏损，不能荣养眼目所致。若能注意眼睛保健，视力的进一步衰退是可以预防或延缓的。现介绍几则防治老花眼的药粥。

枸杞粥

取枸杞子50g，粳米200g，冰糖少许（根据自身状况也可不用冰糖）。先将粳米加清水煮至六成熟时，放入枸杞子、糖，拌匀后继续煮至米烂粥成，每天早晚食用。

女贞子粥

取女贞子30g，枸杞子30g，粳米200g，冰糖少许调味。先将女贞子和枸杞子加清水小火煮沸半小时，然后去渣留汁，再将粳米一起加入上述药汁中煎煮成粥，每天早晚食用。

黑豆粥

取黑豆100g，浮小麦50g，粳米100g。先将浮小麦用纱布包好与黑豆一起加水适量煎煮，待黑豆煮开花后，去掉浮小麦渣，再加入粳米煮成粥，每天早晚食用。

爱眼之道——程氏眼保健操

最简单的眼部保健方法就是做眼睛保健操。普通的眼睛保健操是为中小学生设立的，有很多不完善的地方。现在推荐我父亲根据几十年临床经验总结出的程氏眼保健操，通过按摩眼周穴位，增加血液循环，缓解视疲劳，保护视力。同时也能让头脑清醒，更能有效防止皱纹、眼袋的"侵袭"。

第一节 —— 转眼球

睁开眼睛，看着正前方，然后向左、向上、向右、向下转圈，转八圈，再往相反方向转八圈，动作熟练后，要闭着眼睛做。

第二节 —— 熨眼球

两掌心相对，使劲摩擦，感到手心发热时即将两手掌心捂在双眼上，手掌心凉了再照前法反复做10次。

第三节 —— 舒颈

用手掌从后头向颈部顺舒20下，舒颈时眼睛向前平视。

第四节 —— 掌揉24转

让掌心微屈，扣于上、下眼眶上，由内向外揉24圈。

第五节 —— 运目

端坐闭目，眼球上、下、左、右运转10圈。

第六节 —— 远眺

选一目标，距离5~10米左右看1分钟，再近看（1米以内）3秒钟，交替进行5~10分钟。

第七节 —— 揪耳朵

用两手食指、拇指捏住耳垂部眼穴。吸气时，用拇指和食指捏紧两个耳垂，用力向鼻子的方向捏，一直用力拉到把气吸足的时候，手指不要离开原来的位置。呼气时，手指放松，用力向上瞪眼，呼时轻轻地发出"嘘"声。一呼一吸为1次，共做10次。

程氏眼保健操，每天可做2次。

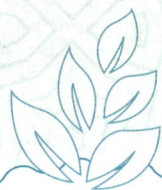

祛斑篇

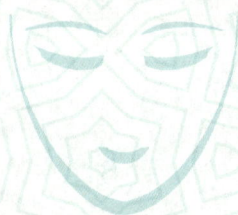

❝ 医生，我颧骨这儿有一些斑点，且脸色黄，以为到美容院去做做脸就好了，但是几次都不见效果，最后美容师说我脸上的斑点叫肝斑，在中医里是一种病，是肝脏不太好的表现，单做美容没办法去掉。我平时特别容易生气，肝脏这儿经常觉得胀胀的，照镜子的时候看到这些斑心里更是烦闷，既然是中医的病，中医有没有办法去掉这些斑点呢？❞

"黄褐斑"似乎是所有女性都逃脱不了的梦魇之一，

有人说这是被太阳晒的，也有人会告诉你这是内分泌不调的表现，

显然，后者似乎更符合实际一些，

因为每天上班早出晚归，

你可能一天到晚都晒不到一个小时的太阳，

可是斑却有可能比那些整天在外奔波的人还厉害。

其实中医说的"肝斑"就是黄褐斑的别名，

在很多地方被称作蝴蝶斑，是面部黑变病的一种。

多见于患有慢性胃肠疾病、肝病、结核、癌瘤、恶性淋巴瘤

及妊娠期的妇女；

长期服用某些药物如苯妥英钠、盐酸氯丙嗪、避孕药也可产生黄褐斑。

此外，高强度的日晒、化妆品也是诱发黄褐斑的因素。

黄褐斑的具体成因目前尚不清晰，

但医学上常认为与内分泌功能改变有关，

所以要想从根本上去除黄褐斑，

必须从调整内分泌入手。

中医认为导致内分泌失调的原因有很多种，

比如情绪、情怀不畅，肝气不得正常疏泄，机体气滞血瘀等；

而失眠、饮食不规律、工作压力大，

缺少必要的排解和有效的疏导，

也是导致内分泌失调和紊乱而引起黄褐斑、色素沉着的重要原因。

经络祛斑

睡前端坐，用拇指或中指分别按压太冲、阳陵泉、期门、外关、肝俞、胆俞等穴，每穴按压1分钟。太冲、阳陵泉、期门穴可双手同时按压双侧穴位，外关穴可单侧交替按压，肝俞、胆俞穴可请别人帮忙按压。按压穴位时用力要均匀，由小到大，以局部出现酸胀感为度。此组穴位有疏肝健脾、活血化湿、养颜消斑之功效。

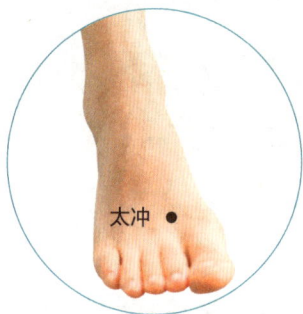

≈太冲

- 在足背面，从第一、二脚趾中间向后轻轻按压，能摸到明显的骨间隙所造成的凹陷，就是太冲穴。准确说，在第1跖骨间隙的后方凹陷处。
- 中医学认为此穴是肝经输穴、原穴，可以平肝息风、清肝明目，常按此穴，在消斑的同时对头晕、腹胀、高血压、月经不调也有良好的治疗效果。

≈阳陵泉

- 下肢微屈，左手顺着左膝前方一直向下推，触及的左小腿上的骨头叫胫骨，在胫骨外侧，也就是小腿的外侧，还有一根骨头叫腓骨，阳陵泉就位于腓骨小头前下凹陷中。
- 常按此穴可疏肝理气，舒筋止痛。阳陵泉是胆经的穴位，中医学认为，胆附于肝，内藏清汁，肝与胆在生理上相互联系，在病理上相互影响。故肝、胆多同病，治疗时也多同时治疗。

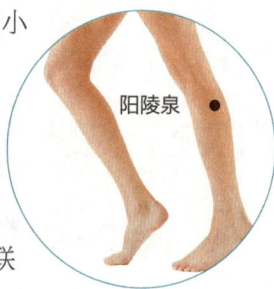

≈期门

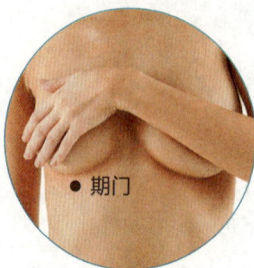

- 在胸部，乳头直下，第6肋间隙，前正中线旁开4寸。标准身材的女性，乳头正对的大约是第4肋间，所以自行向下摸两根肋骨后点到处就是期门穴。
- 期门是肝经的最上一穴，也是肝经的募穴，古代医家认为"水湿之气由此输入肝经"，常按可疏肝健脾、和胃降逆。

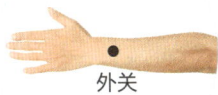

≈外关

📍 在手背腕横纹上2寸，尺桡骨之间，与内关穴相对应。

💬 常点按此穴有解表清热、聪耳明目、舒筋活络的作用。

≈肝俞　胆俞

📍 此二穴在背部，第9、10胸椎棘突下，旁开1.5寸。

💬 常点按此二穴，能疏肝利胆、安神明目。

肝俞 肝俞
胆俞 胆俞

食疗祛斑

从中医角度讲，要进行饮食美容，须遵循饮食勿偏、饮食勿过、饮食有宜忌等原则。中医古籍中记载有很多"驻颜""耐老""返老"等食品，如芝麻、蜂蜜、香菇、牛乳、羊乳、海参、南瓜子、莲藕、冬瓜、樱桃、小麦等。这些食品营养极为丰富，含有多种维生素、酶、矿物质、多种氨基酸等，不仅可使面部肌肤嫩白、红润光泽，而且还能延年益寿。

▌柠檬冰糖汁

将柠檬榨汁，加冰糖适量饮用。

柠檬中含有丰富的维生素C，100g柠檬汁中含维生素C可高达50mg。此外还含有钙、磷、铁和B族维生素等。常饮柠檬汁，不仅可以白嫩皮肤，防止皮肤血管老化，消除面部色素斑，还具有防治动脉硬化的作用。

程博士说柠檬

很多女孩子都喜欢喝柠檬水，超市里也有很多以**柠檬**为主要原料的饮品，很受大家的欢迎。的确，柠檬含有大量的维生素C、柠檬酸、苹果酸及人体所需的微量元素，能加强和改善肌肉的工作能力，减轻疲劳，抗衰老。口服柠檬粉0.25~2g，能提高视力及暗适应能力。中医认为柠檬味酸、微甘，性微寒，能清热解暑、和胃降逆、化痰止咳。特别适用于治疗暑热口渴、消化不良、痰热咳嗽等病症，但是因它味酸性寒，胃溃疡、胃酸分泌过多、患有龋齿和糖尿病患者都不宜食用。

DIY 小品

牛奶能使皮肤白嫩，将纱布浸入牛奶，湿透后敷面，半小时后用清水洗去，每天1次。皮肤被晒过度后出现红斑，可用牛奶涂搽被晒部位，再用柠檬片敷面，1周后斑点会变小，随后将黄瓜捣烂，加入葛根粉和适量的蜂蜜，涂搽几次，可消除斑点。

黑木耳红枣汤

原料
黑木耳30g，红枣8枚。

制法
将黑木耳洗净，红枣去核，加水适量，煮半个小时左右。

用法
每日早、晚餐后各1次。

功效
此汤经常服食，可以驻颜祛斑、健美丰肌，并可治疗面部黑斑。黑木耳，味甘、性平，可补气血、润肺、止血，防止皮肤老化。《本草纲目》中记载其可祛面上黑斑。大枣和中益气、健脾润肤，有助于黑木耳祛除黑斑。

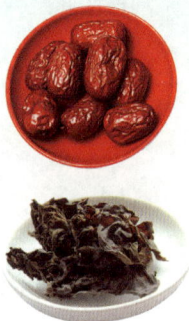

黄瓜粥

原料 — 大米100g，鲜嫩黄瓜300g，精盐2g，生姜10g。

制法 — 将黄瓜洗净，去皮去心切成薄片。大米淘洗干净，生姜洗净拍碎。锅内加水约1000ml，置火上，下大米、生姜，武火烧开后，改用文火慢慢煮至米烂时放入黄瓜片，再煮至汤稠，入精盐调味即可。

用法 — 1日2次，温服。

功效 — 润泽皮肤，祛斑，减肥。

🌢 程博士说黄瓜

药食同源，很多日常食用的瓜果蔬菜在药学书中均有记载，只不过这些瓜果蔬菜太普通了，没有人注意，**黄瓜**就是这样的蔬菜。黄瓜味甘、性凉、苦，无毒，入脾、胃、大肠经，具有清热利尿、解毒的功效，主治烦渴、咽喉肿痛、火眼、烫伤。现代研究表明，黄瓜可以抗肿瘤，抗衰老，防酒精中毒，降血糖，减肥强体，健脑安神。经常食用黄瓜粥，能消除雀斑，增白皮肤。一般人群均可食用，但是黄瓜当水果生吃，不宜过多。另外，黄瓜含有维生素较少，常吃黄瓜时应同时吃些其他蔬果。黄瓜性凉，胃寒患者食之易致腹痛泄泻，所以脾胃虚弱、腹痛腹泻、肺寒咳嗽者都应少吃。

DIY 小品

鸡蛋清美白面膜

原料：鸡蛋清1个，面粉、黄瓜汁适量。

制法：蛋清中加入少许面粉和黄瓜汁，调成糊状。

用法：每晚涂在脸上，半小时后洗去，可使皮肤光滑细腻。

除了黄瓜粥，下面再简单介绍一些具有祛斑养颜功效的粥。

胡桃粥	胡桃、粳米适量，煮熟成粥，早晚空腹食用，润肤益颜。
红枣粥	红枣、大米适量，煮熟成粥，可健脾补血、悦泽容颜。
燕窝粥	黏米、燕窝（干品）适量，煮熟成粥，有润肺补脾、益颜美容之效。
胡萝卜粥	胡萝卜、粳米适量，煮熟成粥，有健胃补脾、润肤美容作用。
薏苡百合粥	薏苡仁、百合适量煮粥，可清热润燥，治疗面部扁平疣、痤疮、雀斑等。

草药祛斑

药物祛斑，即运用有美容功效的方药使皮肤细腻洁白，滋养肌肤，淡化或祛除面部斑块。具有美容作用的方药很多，可分为内服和外用两类。

内 服

原料

冬瓜子仁10g，橘皮6g，桃花2g。

制法

上3味药磨成粉，混合研成细末。

用法

饭后用米汤调服，1日3次，连服数月，面部会变得白嫩而光滑。

🍃 程博士提示

冬瓜子仁：味甘，性凉，入足厥阴肝经，能润肺化痰、消痈利水，治痰热咳嗽、水肿、痔疮、鼻面酒渣。**橘皮**：味辛而微苦，性温，入脾、肺经，有理气调中、燥湿化痰之功效，可用于治疗脾胃气滞、脘腹胀满、呕吐或湿浊中阻所致胸闷、纳呆、便溏，但阴津亏损、内有实热者慎用。**桃花**：味苦，性平，能泻下通便、利水消肿，用于水肿、腹水、便秘。现代研究表明，桃花中含有多种维生素和微量元素，这些物质能疏通经络，扩张末梢毛细血管，改善血液循环，促进皮肤营养和氧供给，以滋润皮肤，能防止黑素在皮肤内慢性沉淀，有效清除体表中有碍美容的黄褐斑、雀斑、黑斑等。《备急千金要方》载："桃花三株，空腹饮用，细腰身。"《名医别录》载："桃花味苦、平，主除水气、利大小便、下三虫。"单味桃花即可美容护肤减肥，是极好的美容品。

外 用

法一

白及、白芷、白附子各6g，白蔹、白丁香各4.5g，密陀僧3g，研成末备用。每晚将少许药末放入白蜜或者鸡蛋清中搅匀成膏状，睡前洗脸后将此膏外敷于面部有斑处，晨起洗净即可。本品孕妇及哺乳期女性、婴幼儿禁用。

法二

杏仁1.5g，研成细粉，用鸡蛋清调匀，每晚睡前涂面部，次日清晨用温水洗去，1日1次，10～15日显效。

程博士提示

白及：味苦、甘、涩，性微寒，归肺、肝、胃经，可以收敛止血、消肿生肌。它富含淀粉、葡萄糖、挥发油、黏液质等，外用涂擦，可消除脸上痤疮留下的痕迹，使肌肤滋润，光滑如玉。

杏仁：可润肺，清积食，散滞。甜杏仁能促进皮肤微循环，使皮肤红润光泽，达到美容的功效。现代研究认为，杏仁富含蛋白质、脂肪、糖类、胡萝卜素、B族维生素、维生素C、维生素P以及钙、磷、铁等营养成分。其中胡萝卜素的含量在果品中仅次于芒果，人们将其称为抗癌之果。

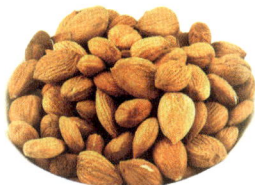

祛斑，从小事做起

① 如果不是必须，尽量避免在夏季早上10点~下午2点出去，因为一天当中，这段时间的阳光最强、紫外线最具威力，对肌肤的伤害最大。

② 外出时尽可能戴帽子、撑太阳伞、戴太阳眼镜、穿长袖衣裤，保护肌肤不受太阳光的直射。

③ 每次外出都应涂防晒品，太阳光强烈时应每隔2~3小时涂1次。手、手臂、脚、膝外露时也应涂，可以有效防止中年以后过早生成"老年斑"。室外游泳时必须涂防晒品，而且要使用防水且防晒指数较高的防晒品。

④ 只要从事过户外活动，无论日晒程度如何，回家后都应先洗澡，并以按摩的方式轻轻擦拭全身，先用温水，再用冷水冲淋，并全身抹些护肤露。

⑤ 暴晒后，如有条件可用毛巾包着冰块来冰镇发红被灼伤的皮肤以减缓局部燥热，禁用手抓挠，否则将会加剧晒后斑的产生。

⑥ 晒后还可取用家中新鲜芦荟，刮出中间的芦荟物质敷在肌肤上，有镇定美白的作用。

7 水是美容圣物，早晨醒来建议空腹喝些温水，如在水中加片柠檬，则美容效果更明显。晚上睡前 30 分钟也请喝一小杯温水，让细胞充分吸收，可有效防止皱纹生成。

8 多吃黄瓜、草莓、西红柿、橙子等，因为其含有大量维生素 C，可有效帮助黑色素还原，增进免疫力。

9 保证充足睡眠，有效缓解生活压力，多听音乐，保持心情舒畅。

10 不抽烟，不喝刺激性饮料，少吃油炸食品，远离人工添加剂，慎用激素和避孕药。

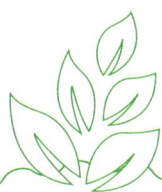

美白篇

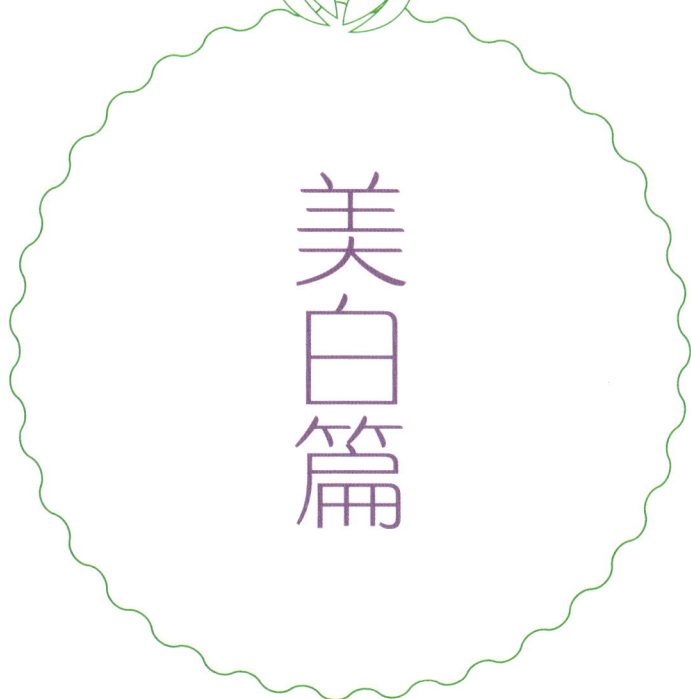

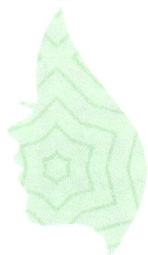

"我不丑，我皮肤很白。"

"我不是美女，但我不怕，因为我很白！"

"妈妈说，一白遮百丑。"

某日逛到一个论坛，看到各式各样夸赞自己漂亮、

介绍自己美容秘诀的帖子，

包括上面的这些内容，看起来似乎是小女生的自我"打气"，

但是这样的帖子跟帖率不仅高，

而且回复的人多是支持和赞赏的态度。

"一白遮百丑"，

中国人的传统观念造就了当今女孩子们对白皙肌肤的狂热追求，

为了美白，不厌其烦地尝试各种各样的方法，

每每期待有"奇迹"发生，但是效果往往不尽如人意。

报纸、杂志、网络、书籍——从各种各样的资料中

我们知道导致皮肤颜色发黑或是局部出现色斑的"罪魁祸首"是黑色素，

黑色素是一种蛋白衍生物，呈褐色或黑色，

它的形成与代谢是由表皮的黑色素细胞和胶原组织共同完成的。

除遗传因素外，最为我们所熟知的促使黑色素生成增多的原因

就是紫外线照射……

嗯？难道"黑"就是晒的？

许多白领女性会对此觉得非常困惑："每天早出晚归，

工作时间全部都在办公室，几乎见不到太阳，

难道这样变黑也是晒的？"这似乎不太合情理。

的确，肤色变黑，

并不仅仅是因为我们没有很好地防晒，

其实大部分情况下，

肤色的改变也在反映着你的妇科出现了问题。

❧ 经络美白 ❧

　　西医学研究表明：性激素可使皮肤色素增加，雌激素能刺激黑色素细胞分泌黑素体，而孕激素又有促使黑素体转移扩散的作用，雌、孕激素的联合作用则会使肤色改变，斑的增加更为明显。因此，成年女性肤色变黑，甚至出现色斑的主要原因是内分泌功能的紊乱或障碍所致。

　　针灸调理内分泌，主要根据本人的身体状况进行全身调养，再针刺有明显改善女性内分泌效果的血海、曲池、合谷、三阴交、关元等穴位。平时也可以自己点按这些穴位，每次每穴3~5分钟，能改善内分泌，让全身上下气血通畅，皮肤白皙动人。

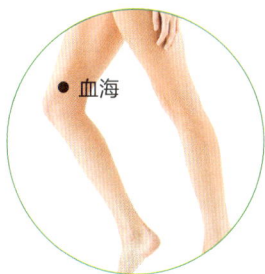

≈ 血海

📍 大腿内侧，髌底内侧端上2寸，股四头肌内侧头的隆起处。第一次找血海穴时，可以请朋友帮忙，一人坐下屈膝，另一人以对侧手掌按住对方的膝盖，2~5指向膝上伸直，拇指向膝内侧约呈45°角斜置，指端尽处所点的位置就是血海穴。

💬 找对位置记住，自己以后可以经常按压。血海穴有健脾化湿、调经理血的作用，对月经不调、经闭、功能性子宫出血及荨麻疹、湿疹、皮肤瘙痒等症状皆有效。

≈ 曲池

📍 屈肘，曲池穴就在肘部横纹的外侧末端。

💬 先用拇指指尖用力点住曲池穴约1分钟，然后改点为揉，用力稍轻，使酸胀感自穴位局部缓慢放散开来。每次3~5分钟，左右交替，每日治疗不拘时间次数，能清热消肿、散风止痒、调和营血。

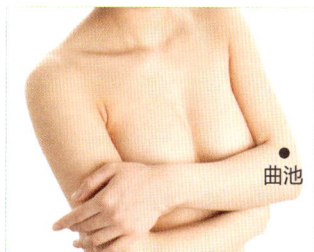

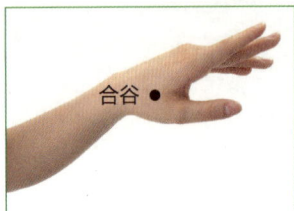

≈ 合谷

📍 将手掌伸直，拇、食指分开，在第二掌骨的中点边缘处取合谷穴。

💬 将另一手拇指立起，用指尖沿第二掌骨中点骨边用力按下，持续1分钟，此时会感觉到明显的酸胀或酸痛感，甚至会向手指或手腕部放散。

≈ 三阴交

📍 在小腿内侧，当足内踝尖上3寸，胫骨内侧缘后方。先找到内踝尖，沿内踝尖向上推按，可以摸到胫骨的后缘，这就是足太阴脾经在小腿部的循行线。内踝尖向上约一掌（四指并拢为一掌）处为三阴交穴。

💬 本穴是脾、肝、肾三条经脉交会之处，经常点揉此穴可以通畅三经、益气养颜。

≈ 关元

📍 在肚脐下3寸。

💬 本穴推荐采用艾灸法，点燃艾条熏灸，每次10～15分钟，同时也可配合灸腹中线（任脉）。如果觉得用手拿着艾条太累了，也可以采用隔姜灸的方法，即切一片稍微厚一点的姜片，将大约10～15分钟能烧完的艾绒用手捏成圆锥状，姜片放到所要灸的穴位上，再将圆锥状的艾绒放到姜片上，将艾绒引燃，等艾绒完全熄灭后即可。

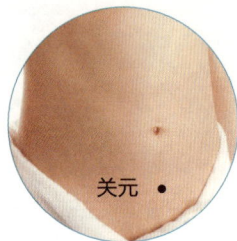

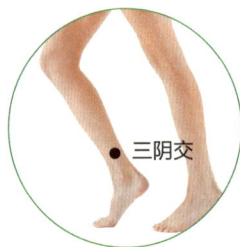

❯❯ 食疗美白 ❮❮

中医认为，皮肤的肤色、肤质以及整体状态都可反映身体的状况。因此要想让肌肤白净，当然要"从内到外"做足功夫。俗话说，吃什么养什么。相对应的，食物对皮肤影响也是非常大的。多吃蔬菜水果特别是含维生素C 多的食物对皮肤变白有帮助，也能有效阻止黑色素的产生，如西红柿、草莓、猕猴桃等。相反如经常食用含微量元素多的食物如贝壳类，皮肤则容易变黑。所以在饮食的选择上应根据需要加以调配。下面介绍一些美白食疗方，适合居家使用，长期食用可使皮肤白皙有光泽。

酿豆腐

原料

嫩豆腐1000g，猪肉馅200g，鲜香菇100g，虾仁50g，淀粉、盐、味精、葱、姜、料酒、香油适量，鸡蛋清1个，高汤500g备用。

制法

香菇、虾仁切末，与猪肉馅混合，加入鸡蛋清、少量料酒、味精、香油、葱末、姜末、盐搅拌均匀。豆腐切成5cm见方的大块儿，中间用器具挖一圆形，放入调好的肉馅儿。锅烧热，放入葱、姜末煸香，将制作好的豆腐放入锅中，略煎，再加入高汤，开锅后改小火，加盖焖炖15分钟，放入盐调味即可。也可按照个人口味勾薄芡。

🍃 程博士说豆腐

豆腐白白嫩嫩的，如果你的皮肤也像豆腐一样白嫩水滑该有多好？俗语常说：以形补形，吃豆腐真的能帮助美白吗？的确如此。豆腐的蛋白质含量丰富，而且豆腐蛋白属完全蛋白，不仅含有人体必需的8种氨基酸，而且比例也接近人体需要，营养价值较高；还有降低血脂，保护血管细胞，预防心血管疾病的作用。此外，豆腐对病后调养、减肥、细腻肌肤亦很有好处。本菜品用**猪肉**搭配豆腐美白效果更加，因为猪肉含有丰富优质蛋白质和必需脂肪酸，并提供有机铁和促进铁吸收的半胱氨酸，能有效改善缺铁性贫血，具有补肾养血、滋阴润燥的功效；但由于猪肉中胆固醇含量偏高，故肥胖人群及血脂较高者不宜多食。

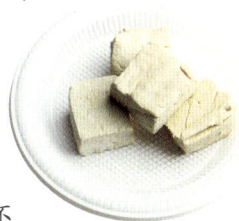

🍃 DIY 小品

美白豆腐面膜

原料：豆腐100g，蜂蜜20g。

制法：豆腐碾碎，加入蜂蜜，充分搅拌成泥状，平铺在一张保鲜膜上，做成面膜。

用法：敷在脸上，20分钟左右即可取下。

绿豆百合汤

原料

绿豆20g，红豆20g，百合20g（干品，鲜品可用50g）。

制法

将上述材料洗净，用温水浸泡30分钟。泡好后将材料放入锅中开火煮制，水开后转文火煮至豆子开花，然后用冰糖调味即可饮用。在夏季放入冰箱后服用口味更好。

🍃 程博士提示

　　绿豆大家都不陌生，一到夏天几乎离不了它。**绿豆**味甘，性凉，入心、胃经，具有清热解毒、消暑除烦、止渴健胃、利水消肿之功效，主治暑热烦渴、湿热泄泻、水肿腹胀、疮疡肿毒、丹毒疖肿、痄腮、痘疹以及金石砒霜草木中毒。现代研究表明，绿豆含有丰富的营养元素，有增进食欲、降血脂、降低胆固醇、抗过敏、解毒、保护肝脏的作用。但绿豆性寒，素体虚寒者不宜多食或久食，脾胃虚寒泄泻者慎食。本道汤食中，绿豆与百合的搭配也是自古而来的"良配"：二者味皆甘润清爽，**百合**入心、肺经，具有润肺止咳、安神补中益气的功效，研究表明其含多种氨基酸、维生素、蛋白质、铁、锌微量元素。因此，此汤不仅可美白润肤，还具有养心益肺、补中、养五脏之效。

🌸 DIY 小品

绿豆面膜

原料：绿豆、牛奶适量，面膜纸1张。

制法：将绿豆洗净，放水中浸泡30~60分钟，再放入搅拌机中。将牛奶倒入，将两者搅拌成糊状，即可使用。也可直接用绿豆粉，倒入牛奶搅拌成糊。

用法：将绿豆糊涂在面部后，敷上一张略湿润的面膜纸，30分钟后洗净即可。

◈ 草药美白 ◈

　　草药美白不仅仅是改变肌肤外在的美丽，它能作用于身体及皮肤深层，由内而外，既调节内分泌又兼顾美白。只不过，由于作用机制与化工类美白产品不同，所以以中草药为主要材料的药膳方在使用后未必会立刻见效，但是坚持一段时间后，就会发现天然的草药让皮肤从颜色、质感、光泽度等等各个方面都有了显著改善。不仅如此，你会发现身体的其他不适也得到了不同程度的缓解，这就是"调治于内而美于外"的魅力！

内　服

原料

莲子、芡实各30g，薏苡仁50g，龙眼肉8g，蜂蜜适量。

制法

上述药加水500ml，微火炖煮1小时即可，加少量蜂蜜调味，1次服完。

功效

益气补血，白面润肤。

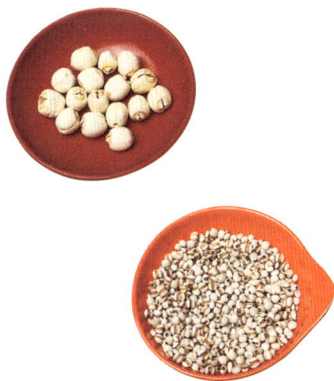

🍃 **程博士提示**

　　莲子味甘，性平，具有补脾止泻、益肾固精、养心安神等功效。莲子除含有大量淀粉外，还含有β-固甾醇、生物碱及丰富的钙、磷、铁等矿物质和维生素。**芡实**，味甘、涩，性平，入脾、肾经，可固肾涩精、补脾止泄，在我国自古作为永葆青春活力、防止未老先衰之良物，适用于慢性泄泻和小便频数、梦遗滑精、妇女带多腰酸等。**薏苡仁**味甘、淡，性微寒，有利水消肿、健脾祛湿、舒筋除痹、清热排脓等功效，为常用的利水渗湿药。

　　随着近年来"粗细搭配"饮食理念的推广，大家可能对薏米（即薏苡仁）、芡实并不陌生，特别是脾虚的人，经常食用薏苡仁粥后身体状况会大有改善。薏苡仁含蛋白质16.2%，脂肪4.6%，糖类79.2%。冬天用薏苡仁炖猪脚、排骨和鸡，是一种滋补食品。夏天用薏苡仁煮粥或做冷饮冰薏苡仁，又是很好的消暑健身的清补剂。大量的科学研究和临床实践证明，薏苡仁还是一种抗癌药物，初步鉴定它对癌症的治抑率可达35%以上。此外，在皮肤护理上，薏苡仁能吸收紫外线，常食可以保持人体皮肤光泽细腻，对面部痤疮及皮肤粗糙有明显的改善作用。

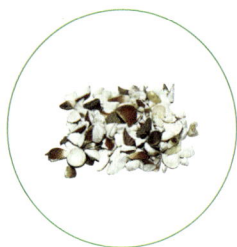

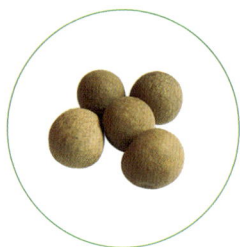

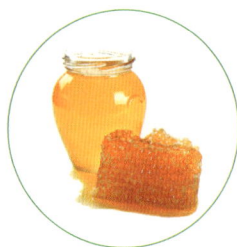

外 用

法一

原料

白芷粉6g，蛋黄1个，蜂蜜一大匙，小黄瓜汁一小匙，橄榄油三小匙。

制法

先将白芷粉末装在碗中，加入蛋黄搅拌均匀。再加入蜂蜜和小黄瓜汁，调匀后涂抹于脸上，约20分钟后，再用清水冲洗干净。脸洗净后，用化妆棉沾取橄榄油，敷于脸上，约5分钟。然后再以热毛巾覆盖在脸上，此时化妆棉不需要拿掉。等毛巾冷却后，再把毛巾和化妆棉取下，洗净脸部即可。

法二

原料

白芷、甘草、核仁、当归、绿豆粉、檀香等份研末。

制法

敷脸：加蜂蜜、牛奶及1/4颗的蛋白，适量调敷于面部，待干后再用清水洗净即可。1周1～2次（不要太多次，皮肤会受不了）。适用于青春痘、黑斑、雀斑，有美白效果。

🍃 程博士说白芷

　　细心的朋友应该注意到了，在祛斑章节，我推荐的外用配方中也有白芷，但却没有特别介绍，这是因为白芷天生就是美白佳品。在中药店数以百种的药物中，你会发现白芷味芳香，色洁白，与其他的药物大相径庭。作为古老的美容中药，白芷饮片的直接外用对皮肤保养的效果更佳，研究证明它的水煎剂对体外多种致病菌有一定的抑制作用，并可改善微循环，促进皮肤的新陈代谢，延缓皮肤衰老，使柔嫩的肌肤润泽光滑。

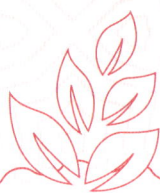

祛痘篇

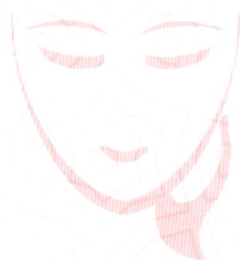

年少时，勉强以青春为理由，

无奈地接受了认为只有 18 岁才拥有的"青春痘"专利，

本想岁月的脚步，能够带走这份烦恼，

可换来的却是林林总总的化妆品也无法掩盖的成人"痘痘"。

那么**"成人痘"**的奥秘在哪里？

难道我有超长青春期？

"成人痘"，和青春无关！

以前它的名字叫"青春痘"，

所以以为青春期后它就会远离你的脸，其实并非如此。

现在它有了新的名字，叫"成人痘"，

这是因为有 50% 的女性在过了青春期后，

依然会和"痘痘"进行着不懈的斗争。

"成人痘"与"青春痘"的区别在于：

"青春痘"是因为油脂分泌旺盛堵塞了皮脂腺囊

又引发细菌感染而造成的炎症；

而"成人痘"多与不良的生活习惯有关，

且多发于下巴、唇角附近的 U 型区。

25～35 岁混合性肌肤的白领女性最容易长"成人痘"。

❧ 经络祛痘 ❧

　　中医认为，人的身体是一个整体，所有外在的症状，都是身体经络出现阻滞的信号。头痛医头、脚痛医脚的方法，除了对单纯的皮肤病有效之外，其他都是治标不治本。中医的祛痘方法是根据个人情况度身定制的美容方案，对于无暇光顾中医保健机构的朋友来说，自己在家也可以进行经络祛痘。

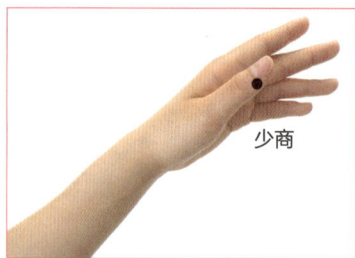

少商

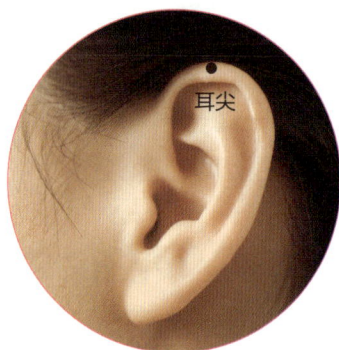

耳尖

≈少商

📍 在手拇指末节桡侧，距指甲角
　0.1寸（指寸）处。

💬 一般来说，治疗时会采用三棱
　针点刺出血进行刺血治疗，本
　穴泻热开窍、镇痉利咽，自己
　点按也可以达到一定的效果。

≈耳尖

📍 耳朵的尖部，将耳朵对折，
　上方的折角就是耳尖。

≈肺俞

📍 在背部，第3胸椎棘突下旁开1.5寸。

💬 肺，指肺脏。俞，输也。肺俞指肺脏
　的湿热水气由此外输膀胱经。

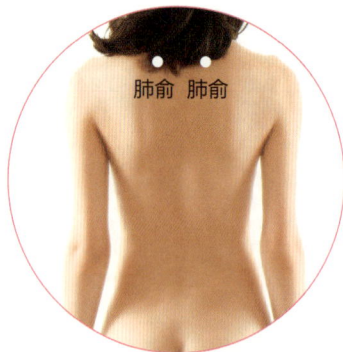

肺俞　肺俞

根据长痘的不同部位，可以加按下面的穴位。

前额长痘

≈劳宫

📍 屈指握拳时，中指指尖所点处就是劳宫穴。

💬 点按此穴可清心泄热，开窍醒神，消肿止痒。

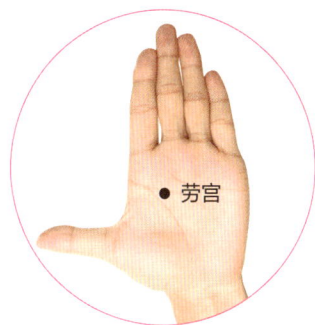

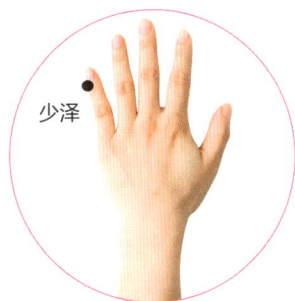

≈少泽

📍 在小指尺侧，指甲角0.1寸处取穴。

💬 本穴位也常用三棱针点刺出血进行治疗，达到清热利咽、通乳开窍的效果。

鼻周下颏长痘

≈内庭

📍 在足背，一般取穴时建议采取正坐垂足或仰卧位，在第二跖趾关节前方，二、三趾缝后方赤白肉际处取穴。

💬 本穴可清胃泻火，理气止痛。

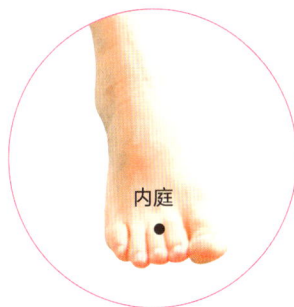

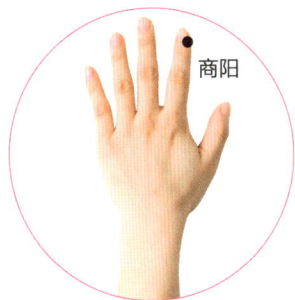

≈商阳

📍 在手食指末节桡侧，距指甲角0.1寸。

💬 本穴可清热解表，苏厥开窍。

鼻头长痘

≈阴陵泉

📍 正坐屈膝或仰卧位，在胫骨内侧髁后下方约胫骨粗隆下缘平齐处取穴。

💬 本穴可健脾理气，益肾调经，通经活络。

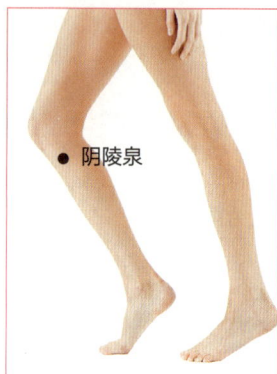
阴陵泉

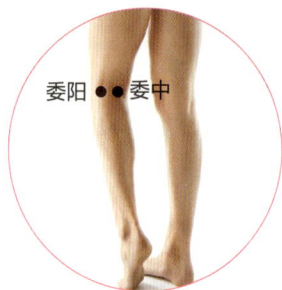
委阳●●委中

≈委阳 委中

📍 在腘横纹的外侧端取委阳穴，腘窝横纹正中取委中穴。用拇指尖端分别点按两穴各1分钟，左右腿交替5~8次。

💬 委阳：委，堆积也。阳，阳气也。委阳穴指膀胱经的天部阳气在此聚集，故名委阳。常常点按可益气补阳。

下颏长痘

≈关元

📍 关元穴在肚脐下3寸。

💬 本穴推荐采用艾灸法，点燃艾条熏灸，每次10~15分钟，同时也可配合灸腹中线（任脉）。如果觉得用手拿着艾条太累了，也可以采用隔姜灸的方法，即切一片稍微厚一点的姜片，将大约10~15分钟能烧完的艾绒用手捏成圆锥状，姜片放到所要灸的穴位上，再将圆锥状的艾绒放到姜片上，将艾绒引燃，等艾绒完全熄灭后即可。

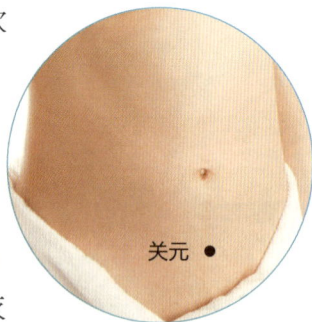
关元

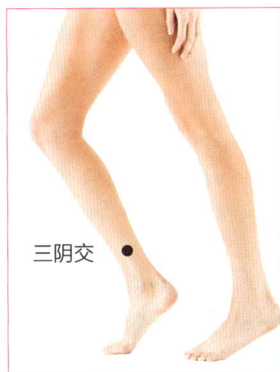

≈三阴交

📍 在小腿内侧，当足内踝尖上3寸，胫骨内侧缘后方。

💬 先找到内踝尖，沿内踝尖向上推按，可以摸到胫骨的后缘，这就是足太阴脾经在小腿部的循行线。内踝尖向上约一掌（四指并拢为一掌）处为三阴交穴。

本穴是脾、肝、肾三条经脉交会之处，经常点揉此穴可以通畅三经、益气养颜。

左颊长痘

≈行间

📍 在足背侧，当第1、2趾间，趾蹼缘的后方赤白肉际处。

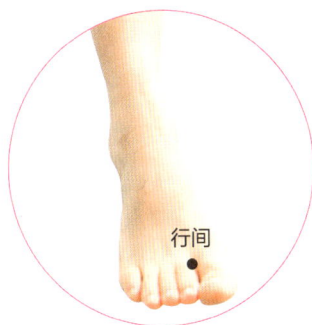

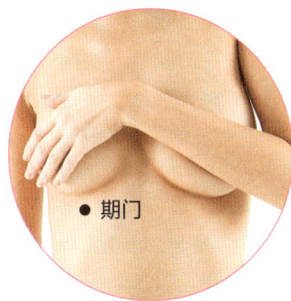

≈期门

📍 在胸部，乳头直下，第6肋间隙，前正中线旁开4寸。标准身材的女性，乳头正对的大约是第4肋间，所以自己向下摸两根肋骨后点到处就是期门穴。

💬 期门是肝经的最上一穴，也是肝经的募穴，古代医家认为"水湿之气由此输入肝经"，常按可疏肝健脾、和胃降逆。

右颊长痘

≈鱼际

📍 在手部，拇指（第一掌指关节）后凹陷处，约当第一掌骨中点桡侧，赤白肉际处。

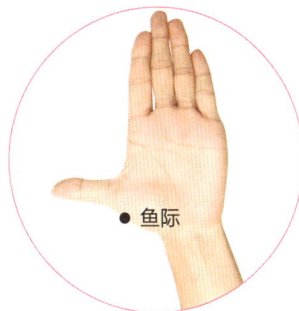

≈ 尺泽

📍 在肘横纹上，肱二头肌肌腱桡侧缘凹陷处取穴。

💬 常按此穴可清热和胃，通络止痛。

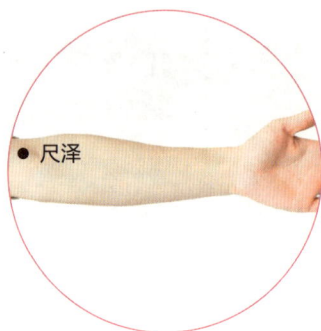

● 尺泽

🍂 程博士战痘秘笈

教你几种简单而安全的自我按摩方法，这些方法在家、在办公室都可以做。珍惜健康、重视生活品质的你不妨试一试。

面部按摩：将两手掌置于左右颊部后方，然后从后向前、自下而上推揉面部，用力要轻柔而均匀，速度由慢渐快，反复操作2~3分钟；改用双手掌自下而上摩擦面部2~3分钟，注意颊部、鼻侧、额部都要推揉摩擦到。以整个面部有温热感为宜。

手部按摩：对消化系统进行刺激，能消除痤疮。最有效的方法是按压合谷穴（对上肢和头面有效），每天3~5次，每次10~15遍，只需3~4周就几乎能完全治好。同时刺激胃、脾、大肠区，每天3~5次，每次8~10遍，对爱吃鸡鸭鱼肉、油腻食物、常饮酒所致的脾胃湿热的人群尤为适宜。

» 食疗祛痘——战痘食谱 «

说起战痘食谱，大家一定要记住二"忌"、三"少"和三"多"。

二 "忌"

忌食肥甘厚味："痘痘"主要是过食肥甘厚味，导致肺、胃湿热熏蒸面部肌肤所引起。因此，肥肉、动物脑、蛋黄、芝麻、花生等脂肪含量较高的食物都应少吃。

忌食辛辣湿热食物：辛香、辛辣刺激之物大都性热，服食这类食物会加重"痘痘"的爆发，并增加爆发的频率。所以，日常生活中最好能够不吸烟，不酗酒，不喝浓茶、咖啡，并尽量少食辣椒、大蒜、韭菜、羊肉等。

三"少"

少吃腥发食物：腥发食物常会引起过敏反应而导致"痘痘"加重，并使皮脂腺的慢性炎症扩大而难以治愈。鱼、虾、蟹及贝类海产品等，亦应忌食。

少吃含糖高的油腻食物：因为高糖食物会使机体新陈代谢加速，从而使皮脂腺分泌增多，导致"痘痘"层出不穷。

少吃补品：补品、补药大多为温热之物，易使人内热更甚，易诱发"痘痘"。因此，诸如人参、鹿茸、紫河车等补品均不宜长期服用。

三"多"

多吃富含锌和维生素A的食物：锌和维生素A都有控制皮脂腺分泌，减轻表皮细胞脱落、减少毛囊角化的作用。如果你是"痘群"中人，应多吃牡蛎、牛肝、黄豆、扁豆、白菜、萝卜、菠菜、胡萝卜、南瓜、西红柿、茄子、杏等。

多吃含B族维生素丰富的食物：维生素B_2具有防止脂溢性皮炎发生的作用，动物肝脏、蛋类、紫菜、蘑菇、黄豆、豌豆、胡萝卜、香蕉、葡萄、瘦肉、鸡肉、牛肉等都含有丰富的维生素B_2。

多吃清凉祛热的食物："痘痘"群发者大多体质内热。而瘦猪肉、猪肺、兔肉、鸭肉、鲫鱼、蘑菇、银耳、黑木耳、芹菜、西红柿、绿豆、豆芽、豆腐、莲藕、梨、柚子、山楂、苹果等食物均具有清凉祛热、生津润燥的作用，可以常吃。

▌酿苦瓜

原料

苦瓜500g，五花肉250g，盐、料酒、花生油、水淀粉、葱末、姜末各适量。

制法

将苦瓜去皮去瓤，洗净，切3cm圆墩；五花肉剁成馅，加入盐、料酒拌匀备用。将苦瓜墩空心填满肉馅，摆入盘内，入笼用大火蒸熟（约10分钟），取出备用。锅烧热，放入少许底油，下入葱姜末炒香，加入鲜汤、盐、料酒烧开，用水淀粉勾芡，淋上香油，浇在苦瓜上即成。

功效

清热解毒，消炎除痘。

🌺 程博士说苦瓜

中医学认为，脾胃湿热内蕴上蒸，或肺经蕴热，或消化道功能紊乱，或冲任不调，上升凝滞于面部而成痤疮，夏季多暑热，加上人体出汗多，皮脂腺分泌皮脂增加，如果穿着不透气的衣服，或衣服与身体摩擦过多，都容易引发痤疮。

苦瓜又叫凉瓜，味苦，性寒，入脾、胃、心、肝经，是夏季用来清暑祛热的蔬菜。李时珍说苦瓜具有"除邪热、解劳乏、清心明目、益气壮阳"之功效，常用来治疗中暑、暑热烦渴、暑疖、痱子过多、目赤肿痛、痈肿丹毒、烧烫伤、少尿等病症。现代研究发现，它含有丰富的维生素B、维生素C及矿物质，能滋润白皙皮肤，消炎祛痘，养颜美容，促进新陈代谢。外敷苦瓜片有很好的保湿作用。此外，苦瓜中的有效成分具有明显的降血糖作用，也可以保护心脏、抗病毒、防癌。

豆芽炒芹菜

- 原料 - 绿豆芽250g，香芹250g，调味品若干。

- 制法 - 将绿豆芽洗干净，掐掉两头，留中间的白梗，芹菜洗净，去掉菜叶，切成和豆芽长短一致的段，锅中放入底油烧热，加几粒花椒，炸出香味后将花椒捞出不用，放入芹菜、豆芽翻炒，同时加入适量糖、醋、味精、盐调味，再加入少量清水，继续翻炒至熟即可。

- 功效 - 滋润肌肤，祛痘美颜。

🌺 程博士说豆芽

常听人说如意菜，其实就是豆芽菜。有人说这是由于去头去尾之后，貌似孙悟空的如意金箍棒而得名；也有人说豆芽本身就像一把如意，所以才叫如意菜。但是我要说，如意菜，不仅是外表与如意相似，其内在更是"如意"。豆芽具有非常大的药用价值，中医认为，绿豆芽其性凉、味甘无毒，能清暑热、调五脏、解诸毒、利尿除湿，

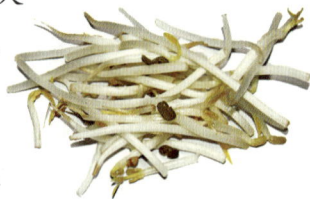

可用于饮酒过度、湿热郁滞、食少体倦、高血压和冠心病患者。研究表明，豆芽富含大量膳食纤维，有助于改善肠道功能；它也含有丰富的维生素C，具有保持皮肤弹性、防止皮肤衰老变皱的功效，还含有防止皮肤色素沉着，消除皮肤黑斑、黄斑的维生素E，乃养颜之佳品。

草药除痘

脸上长青春痘十分影响美观，很多人为了除掉"痘痘"想尽办法，包括用中医来治疗"痘痘"。用汉方治痘固然不错，但是自己从网上找来方子，去药房抓药来喝；或者不经医嘱乱吃一些治"痘痘"的中成药，甚至一吃就是几个月，这种做法却是万万不可取的。

中医治疗疾病讲究辨证施治。引起"痘痘"的原因很多，且大多因人而异。医生治疗时，需要针对患者的病因，采取相应的治疗对策。因此，给每个人开的药方都是不一样的。同样的皮肤问题，其实每个人产生的原因都不尽相同。你以为上火才会长痘，于是自作主张地吃排毒养颜的芦荟去火？错！其实脾虚也会导致痤疮，而泻火的药只会让你的病情雪上加霜。只有针对性地找到每个人身体的问题，才算找到了颜面问题的病根。

产生"痘痘"的原因有很多，其治疗也非常复杂，而且用中医治疗"痘痘"是一个长期的过程，医生开具的药方需要7~14天，根据患者的病情进行调整，这才能达到治疗"痘痘"的目的。

在此，向大家推荐几个简单的茶疗、外敷方，帮助你缓解"痘痘"带来的尴尬。

海带绿豆汤

原料
海带、绿豆各15g，甜杏仁9g，玫瑰花6g（用布包好），红糖适量。

制法
前4味加水同煮后，去玫瑰花，加红糖调味，连汤服食。

用法
每日1剂，连服20~30剂。

三叶煎

原料

竹叶、桑叶、枇杷叶各12g。

制法

加水适量，先用武火烧开，后改文火煎片刻，即可饮汤。

用法

每日1剂，分2次服。

外洗方

原料

野菊花一小撮，金银花3g，苦参1片。

制法

开水浸泡后洗面，早晚1次。

功效

可以祛除"痘痘"，保持皮肤光滑润泽。

♦ 程博士提示

野菊花：天然"抗生素"，能抑制和杀灭数十种细菌。**金银花**：含有樨草素，能强力渗透毛孔，具有明显的抑菌和杀菌作用。还能防止毛囊皮脂腺导管过度角化而致栓塞，有利于皮脂的正常排出，预防皮脂淤积而形成痤疮。**苦参**：清热泻火、解毒祛湿、止痒功效明显，能快速消除初起青春痘的红肿，还能抑制皮脂分泌过多，减少皮脂淤积而形成的痤疮，保持皮肤平滑光洁。

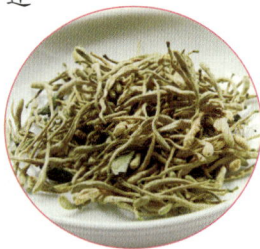

🌿 除痘秘诀大公开 🌿

额头——心火过旺，脾气不好

长期思虑过度、劳心伤神的人，额头上常常会长出"痘痘"来，一般此类人心理压力比较大，脾气不太好，一点小事就容易放在心上，也容易斤斤计较，工作中不乏细致，但生活中却易流于琐碎，从而引起心火旺盛、心火上炎。中医认为，五脏当中，心为君主之官，主理人体的神志和血脉功能，如果多思多虑的话，必然耗伤心气，容易出现入睡困难、睡中多梦、晨醒过早等睡眠问题，也容易造成气血运行阻滞，出现心悸、胸闷、气短等症状。

解决方案：养心为先

心是体内的主宰，配合其他所有脏腑的功能活动，它推动血液输送全身，并统管全身的精神、意识、思维活动。养心锻炼注意"三适"：适时，时间最好安排在清晨或傍晚天气凉爽时；适量，提倡轻松运动，时间控制在20~30分钟左右，强度适当减小；适地，尽量到户外运动，选择公园、湖边、庭院等阴凉通风的地方。

应注意劳逸结合、适当休息，养成早睡早起的习惯，睡眠充足，特别是要尽量改变多思多虑的生活习惯，寻找一种适合自己的放松心情、舒缓压力的方式。

左侧脸颊——肝气郁滞，压力过大

如果平时压力过大，又没有学会适当调节，也没有个帮助自己"解压"的人，常常会感到莫名其妙的心烦意乱，甚至为一点点小事就暴跳如雷，这是肝气郁滞的表现，应该照照镜子，看看舌头是不是有点发紫发暗呢？

中医认为，长期的情志不舒会影响肝的疏泄功能。此时你会发现在左侧脸颊不知何时长出了"痘痘"，这就提醒你该注意放松心情、消除紧张感了。在中医理论中，肝不仅管理着情志，更有藏血的功能。如果长期情志不畅，造成气机郁滞且不及时调整的话，还会影响到女性的月经，甚至生殖生育的过程。

解决方案：呵护肝脏

肝是身体里藏血的脏器，它努力工作，脾胃功能正常，气、血、水的运行也就正常。养肝就要梳理它的性情，性情急躁只能助长它的暴脾气，所以在精神上要保持柔和、舒畅，力戒暴怒和抑郁。这样就不会肝气过旺，可以维持正常的疏导功能了。

凌晨1~3点，是肝脏最强的时间，我们能做的就是睡眠，给肝脏创造一个良好的工作环境。肝最弱的时间是13~17点，所以建议把辛苦的工作尽量堆在上午。肝怕劳累，虽然一天中任何时候都应该注意休息，但13~17点这段时间更重要。如果必须工作，肝脏在体表开窍于眼睛，至少每隔1小时让眼睛休息5分钟。

三角区——胃肠不适，长期便秘

如果长期嗜食辛辣、油腻或嗜酒，就会导致胃肠蕴热。中医理论认为，如果经常吃一些热性食物，胃肠道中就容易积有热邪，从而造成胃肠不通畅，传输功能受阻，不仅会引发消化不良、口干、口臭、便秘等问题，而且还容易在鼻头、唇周及三角区周围出现"痘痘"。据统计，有20%左右的便秘患者会在口角四周长痘，另外有胃病的患者也容易在口唇周围冒出一些"痘痘"来，尤其是喜甜食、偏食及不爱吃蔬菜的人。

解决方案：护肠养胃

对于肠胃不好的人，中医建议养成定时排便的习惯，并每天晨起即喝杯淡盐水，早餐再喝杯牛奶，促使大肠埃希菌产生乳酸，促进肠蠕动。另外，脑力工作者午餐不要吃得太饱，晚餐宜吃得清淡些。每餐餐后吃1个苹果，平时宜多吃菠菜、胡萝卜、西红柿、胚芽米、橘子、地瓜等食物，多喝水，记住每天要喝满八杯水，才算是"如水女人"！

右侧脸颊——肺火蕴热，肺气不宣

如果右侧脸颊长青春痘，则属于"肺火型"证候。这种"痘痘"多在秋天出现，可别小看这些"痘痘"，可能是肺中蕴热、肺气不宣的表现，多会伴有咳嗽、咽痒、咽痛、有痰等症状。肺处于五脏最高的位置，被称为华盖，它主司呼吸运动，从自然界吸入清气，又把体内的浊气排出体外，是心脏的辅臣，帮助新陈代谢顺利进行。

> ### 解决方案：滋补润肺
>
> 7~9点是肺最强的时间，有什么运动最好放在这会儿做，在肺最有力的时候做有氧运动，例如慢跑，可强健肺功能。肺最脆弱的时间是21~23点。肺脏通常在此时最弱，所以晚上咳嗽得会厉害些，建议晚饭后口中含一片梨，到睡前刷牙时吐掉。润肺最适合吃百合，百合性甘微苦，擅长润肺止咳、清心安神，对肺病治疗有很好的帮助。

下巴——激素失调，周期失衡

有些女性已年过三十，"青春痘"却汹涌而来，而且只对下颏"情有独钟"，还逐渐形成规律：月经来即起，月经结束则消。如此周而复始，使原本娇嫩的下颏变得疤痕累累……这主要是由于体内激素分泌非常旺盛，变化的幅度比较大，内分泌失调引起的。从西医学角度看，"青春痘"多由雄性激素分泌过盛所致，而女人年过三十，雌激素分泌减少导致对雄激素的制约减弱，造成雄激素相对过盛而起"痘"。

> ### 解决方案：补充激素
>
> 补充雌激素是最好的解决办法。然而不论是合成类激素、植物性激素还是类激素物质，在改善症状同时却抑制了自身激素的分泌，因此身体不可避免地将产生依赖性。而人们过量的补充和自身分泌的抑制，往往又造成雌、孕激素等多种激素间的失衡，引发内分泌失调，出现月经紊乱、乳腺纤维瘤、子宫内膜异位、息肉，甚至乳腺癌、子宫癌等严重疾患。因此，针灸调节内分泌则为最有效安全的方法。

🍃 程博士提示

针灸祛痘，市面上比比皆是，甚至在美容院里也可以轻易操作，但是其安全系数却没有保障。

1. 中医刺络需谨慎

刺络作为一项专门的中医治疗手段，并不是简简单单放血就可以了。这需要和中医经络学紧密结合，建立在经络学病理基础上的一种医疗手段。要正确地运用刺络法，首先要精通中医的经络学，经络有的内连脏腑，有的外连肢节，因此治疗不同疾病所选择的"放血"部位也是不同的。

2. 施针穴位要准确

只有经过专业训练的医生才能准确把握下针的部位和进针的深度，避免意外的发生。另外要注意无菌操作，以防止感染。针刺面部穴位，必须严格掌握进针的尺寸和位置，面部皮肤娇嫩，易破损，破损后很大程度上会影响人的美观，而且某些部位容易引起感染，造成严重后果。因此治疗上应该格外慎重。

整体调节，恰恰是除了辨证论治之外，中医诊疗的又一特点。这依赖于许多专业知识和丰富的临床经验，因此针灸美容祛痘可不是一件简单的事，一定要由专业而有资质的医生在专业的医疗机构中施行。

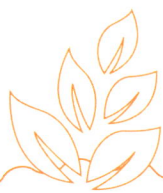

美发篇

一头乌黑亮丽的头发，

展示着年轻与健康，

显现出青春的亮丽与潇洒，

这是每一个年轻人所梦想拥有的。

但随着现代社会生活、工作压力与日俱增，

很多年轻人满头的黑发渐渐稀少，

丝丝白发过早地爬上头顶。

为此，很多年轻人变得没有以前那样自信，

整天为头发所苦恼着。

头发与五脏的关系十分密切，

头发的荣枯能直接反映出五脏气血的盛衰，

脱发、白发可以说是一种未老先衰的症状。

不仅五脏的生理病理变化可以直接影响头发的变化，

人的情志变化也能影响头发的状态。

如忧愁思虑过度常引起早白、脱发。

中医认为"精血同源"，精充则血足，

血足则头发能得到充足的滋养而不至于过多脱发、白发。

头发由黑变灰、变白的过程，

即是机体精气由盛转衰的过程。

因此历代养生家都很重视美发保健，

把头发的保养方法，

看作是健康长寿的重要措施之一。

经络美发

岁月流逝，头发变白了还能黑回去吗？

虽然经络美发不像用染发剂那样迅速直接，但是中医为我们提供了既治标又治本的方法，不用随时关注有没有白头发长出来，也不用每隔一段时间就无视头皮、发质的抗议重复使用有害的化学材料烫染你的头发，你所需准备的只是动动手指而已。

治标

一般情况下，可于每日清晨起床后对镜"拿五经"，能疏通头部经脉、清头明目、安神醒脑，使你的头发不仅乌黑靓丽，更可以从容应对一天的工作。

治本

中医学认为，人体的阳气，只有依靠阴精才能存在，而五脏六腑的阴都是由肾阴来供给，每天晚上睡觉之前点按太溪、照海、肾俞、肝俞、太冲、涌泉这6个穴位，达到滋补肾阴的作用，才能有效防衰老，从根本上美发护发。

≈拿五经

📍 五指张开，分别置于前发际督脉、膀胱经、胆经的循行线上（中指位于头部正中的督脉线上，食指和无名指位于头部正中与额角之间内1/3处的膀胱经线上，拇指与小指位于头部正中与额角之间外1/3处的胆经线上）。

💬 五指指尖立起，用力点按5~10秒，使点按处出现明显的酸胀感，然后指尖放松，五指垂直向上移动约半厘米的距离，再次用力点按，如此反复点按，自前发际一直点按至后头部颅底，计为1次，共治疗20~30次。治疗时如遇某个部位的疼痛感较为明显，可用力按下后轻柔1分钟，然后再继续如上操作。

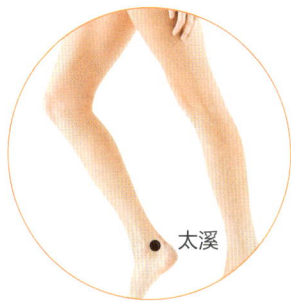

太溪

≈太溪

📍 在内踝尖与跟腱后缘之间的中点处。

💬 拇指指尖立起，用力掐按，使酸胀感向足跟部放散，每次3~5下，即可补益肾气。

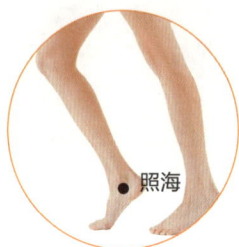

≈照海

📍 位于人体的足内侧，内踝尖下方凹陷处即是。

≈肾俞

📍 在腰部，当第2腰椎棘突下，旁开1.5寸。

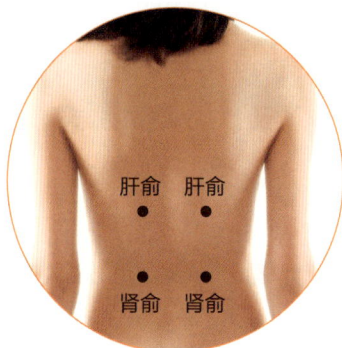

≈肝俞

📍 在背部，第9胸椎棘突下，旁开1.5寸。

💬 肝俞和肾俞都位于身体背部，可以请别人帮忙按摩。

≈太冲

📍 在足背面，从第一、二脚趾中间向后轻轻按压，能摸到明显的骨间隙所造成的凹陷，就是太冲穴，解剖学位置在第1跖骨间隙的后方凹陷处。

💬 常按本穴，对头晕、腹胀、高血压、月经不调有很好的治疗效果。

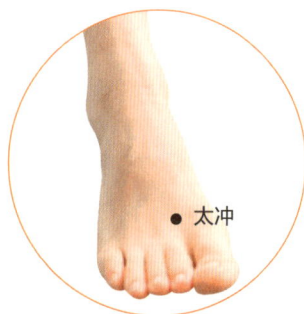

≈涌泉

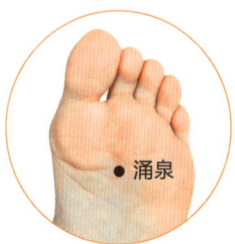

📍 在足心凹陷处，卷足心时，足底会出现一个明显的"人"字形沟，涌泉就在人字沟的顶点。

💬 另外，头痛时，用拇指指尖用力点按涌泉1分钟，稍放松后再次点按，反复5~8次，直至酸胀感向全足放散。

≫ 食疗美发 ≪

现代人的主食消费量越来越少，俗话说得好："得谷者昌，失谷者亡。"主食地位的改变，一个明显的危害就是导致维生素B_1的缺乏，从而也对我们秀发的生长和滋润构成了威胁。而日常饮食的多样化，合理搭配，保持体内酸碱的平衡，对健发、美发、防止头发早衰有重要的作用。促进头发生长和滋润护发的养发食物包括：各种动物的肝脏、奶、鱼、芝麻、核桃仁、花生、香蕉、鸡蛋、豆类、枸杞、海带、紫菜、红枣、黑豆、山药等，以及西红柿、土豆、菠菜等新鲜蔬菜和水果。

▌黑米乌发粥

—— 原料 ——

黑米100g，黑豆50g，黑芝麻20g，大枣适量。

—— 制法 ——

将黑米、黑豆、大枣洗净，大枣去核，用清水浸泡30分钟，黑米、黑豆因为比较难熟，所以要先用温水浸泡2个小时以上，同时用砂锅将黑芝麻炒香（注意不要炒糊），然后将泡好的材料捞出。放入干净的锅内，黑芝麻、红糖及500ml清水，熬煮成粥即可。

◖ 程博士说芝麻

黑芝麻味甘，性平，归肝、肾、大肠经，可补肝肾、益精血、润肠燥。对肝肾精血不足所致的头晕眼花、耳鸣耳聋、须发早白、病后脱发、肠燥便秘等症有较好的治疗效果。

自古以来，芝麻就被认为是极佳的保健美容食品。"黑芝麻，白发令黑，九蒸晒、枣肉丸服"，是说把黑芝麻，蒸过之后晒过，反复九次，再连同枣肉混合成药丸状服用，可令白发变黑。现代研究表明，黑芝麻不仅含有大量的脂肪和蛋白质，还含有多种人体必需的营养成分，特别是含有维生素E，可以说是"居植物性食品之首"。维生素E能促进细胞分裂，推迟细胞衰老，常食可抵消或中和细胞内衰物质"游离基"的积累，起到抗衰老和延年益寿的作用。在众多人群中，我尤其推荐脑力

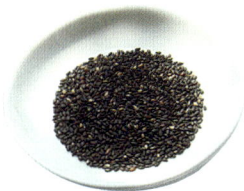

工作者多吃黑芝麻，也是因为它不仅仅可以健脑益智、口味好，还可以降血脂、润肠通便，对久坐、缺乏锻炼的脑力工作者来说，是不可多得的保健佳品。

DIY 小品

•《药膳食谱集》食疗方

赤砂糖500g，黑芝麻、核桃仁各250g，加工制作成糖蘸。日服数小块，可健脑补肾、乌须黑发。现代家庭做成糖蘸不太实际，其实将黑芝麻、核桃仁碾成粉末，装在密封的瓶子里（加不加糖按个人口味决定），也是不错的方法，日常每日服用1~2勺（可以口服也可以用水冲服）。此法可防治神经衰弱、健忘、头发早白、脱发等症。

凉拌海带丝

—— 原料 ——
海带丝（干海带需用水泡开切丝备用）、蒜蓉、姜末及调味料。

—— 制法 ——
锅中放水，将洗净的海带丝下入水中汆熟后捞出，沥干水分装盘备用。准备一小碗，碗内放入蒜茸、姜末、盐、味精、香油、白糖，调拌成汁，浇在海带盘内，拌匀即可食用；或者另起一锅，放少许底油，将蒜蓉、姜末煸炒出香味后，浇入海带丝中，加盐、味精、少许白糖、一点香油搅拌均匀即可。

程博士说海带

多吃点海带，让你拥有一头飘逸的秀发。

早在几年前，在国家的大力推动下，市场上的食盐就全部换成了加碘盐，碘元素对身体健康的重要性可见一斑。而**海带**作为最自然的补碘食材，也从此被人们所认知。吃海带不仅可以有效为我们的身体补充所需要的碘，也可以"顺便"让你的头发更加有光泽、更加美丽。这是因为头发的光泽是由甲状腺素发挥而形成的，碘则是体内合成甲状腺素的主要

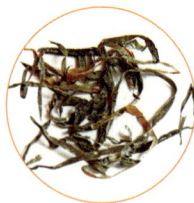

原料。因此，不少美发师会告诉你多吃点海带对头发有好处。实际上，海带不仅仅是"美发"这么简单，碘可以通过间接作用使女性体内的雌激素水平降低，恢复正常的卵巢功能，纠正内分泌失调，降低乳腺增生的危险；海带自身所含的胶质、食物纤维、不饱和脂肪酸及丰富的钙也能有效促进胆固醇的排泄，降低血压、血脂，对身体可以说是抗衰老的佳品。

作为日常饮食所用的食材，除了孕妇和哺乳期的妇女外，大多数人都可以食用海带，但是每次不能多吃，以凉拌海带丝为例，一小碟足以（约15～20g）。在这里也提醒大家，由于现在环境污染比较严重，海带中很可能含有一些有毒物质，所以烹制之前最好用清水浸泡2～3个小时，中途再更换2次水，以去除这些对人体有害的物质。此外，也不是泡得越久越好，太久了会让海带的营养物质流失。

小提示

用炒熟的白芝麻加在凉拌海带丝中一同食用，无论味道还是营养价值都更加丰富。

≫ 草药美发 ≪

草药美发以养血益肾为主，内服药的同时配合外搽药，药物直接作用于皮肤组织和头发，可补充营养，能达到美发健发的作用。另外，在用药的同时结合头皮的按摩，不仅可以促进头发血液的循环，也有利于药物的吸收。

1. **猪胆汁**：猪胆一枚，把胆汁倒入水中，用此水洗头发，发干后抹适量的猪胆汁及乳香油。此法可清热祛风，润发生辉。

2. **菊花散**：菊花60g，蔓荆子、侧柏叶、川芎、桑白皮、白芷、细辛、旱莲草各30g。上8味共捣粗末，备用。每次用药60g，加水三大碗，煎至两大碗，去渣沐发，每日1次。此法可祛风止痒，凉血生发。

3. **长发滋荣散**：生姜皮、人参各30g。将生姜皮焙干，再将其与人参共捣为细末。用鲜姜切断蘸药末涂擦脱发处，隔日1次。外用涂擦患处，有益气血、养发根、生须发之作用，可治疗脱发之症。

养发粥

原料

何首乌10g，当归10～15g，白米适量。

制法

何首乌、当归洗净，入砂锅浸泡约1小时，锅中加入大米，一起煮粥，常服。

用法

补肝肾，益气血，乌发。

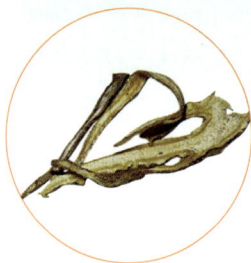

程博士说养发

说到养发护发的药材，当归、首乌两味中药首当其冲。**当归**主含挥发油、叶酸、维生素B$_{12}$、阿魏酸等，有促进血红蛋白、红细胞的生成，以及抗氧化和清除自由基的作用。本品属甘温润补之品，既能补血，又能活血，还可润肠通便，被称为"妇科圣药"，但内有湿热的人群应慎服。**何首乌**含有18种氨基酸，总氨基酸的含量与西洋参相近，它对毛囊周围的毛细血管有扩张作用，能够运输血液到发根。此外，何首乌还是一味补锌良药，而锌正是头发所需的重要元素，一旦缺锌，头发就会少而黄脆。服用何首乌，可以令"头发黟黑"，"其寿亦长"。

DIY 小品

• **当归洗液**：取当归50g，加适量水煎煮2次，合并煎煮液1000ml。洗头毕，在双手上倒少许当归液反复搓揉头发和头皮，使其达到护发效果。

日常梳理+洗护，你做对了吗

1. 动动手

"发宜多梳"，这是从古至今被养生专家们一直提倡的最简单的养发方法。

梳头，可以疏通气血，改善头部的血液循环，使头发得到滋养，发根牢固，头发光润，更能达到明目、缓解头痛、健脑提神、改善睡眠等多种对人体有益的功效。

你会正确梳头吗？

正确梳法： 由前向后，再由后向前；由左向右，再由右向左，如此循环往复，梳头数十次或数百次，最后把头发整理，梳到平滑光整为止。时间一般在清晨、午休或者就寝前。梳头时可结合手指按摩：将双手十指自然分开，用指腹或指端从额前发际向后发际，做环状揉动，然后再由两侧向头顶揉动按摩，用力均匀一致，一般坚持反复做36次，至头皮发热为度。

2. 适度洗头

现在很多人为了保持头发的干爽清洁，每天都要洗头，甚至一天早晚要洗2次，认为这样才能清除细菌和污物，使头发清洁，有利于保持头发的明亮光泽。其实并非如此，皮脂每天顺着头发分泌大量脂酸，除有润发作用外，还有抑菌作用，所以洗发过勤会把对头发有保护作用的皮脂洗去，缩短头发的正常寿命，对于保养头发反而不利。另外，洗发液的选择、洗发水温的高低都直接影响到头发的寿命和美观。

你会正确洗头吗？

一般情况，中性或干性皮肤者，冬天6~7天洗发1次，夏天4~5天洗发1次即可；油性皮肤者，可相应缩短到一两天洗1次。洗发时先用37~38℃温水将头发浸湿，再将洗发剂倒入掌心中揉搓至起泡沫，然后再涂到头发上。按摩时，将双手插入发内，用指尖的罗纹面揉擦全部发根及头皮（千万不要用指甲去抓挠头皮），发干发尾则分束用手指夹住轻轻搓捏，待全部搓擦完毕后用温水冲洗干净。如有必要可用少许洗发剂再洗一遍。洗发时应用温水慢慢洗涤，水温太低，会影响去污效果；而水温过高，又会损伤头发，使头发变得松脆易断。

🔥 程博士说烫发

随着人们审美的改变，为了追随时尚潮流，越来越多的女性朋友都会选择烫发，以保持美观而独特的发型。但烫发所用的化学药水，对头发有一定的损伤，再加上电热处理，头发易变黄、变脆、易断，失去光泽和弹性。因此，烫发不宜过勤，以4~6个月1次为宜。干性头发更不可勤烫，孕妇、产妇、小孩皆不宜烫发。

除纹篇

我们常说"永葆青春"，在用过诸多化妆品后，你有没有发现，其实决定青春与否的不是妆化得多么精致，也不是皮肤有多么白皙，而是在更细微的地方。

一般来说，女性 30 岁以后就会长出皱纹，自此以后女人就在不断地与脸上的皱纹作斗争。眼角、嘴角、额头……岁月在你的脸上刻下越来越多的痕迹，对"生日"越来越敏感，仿佛烛光燃掉的是你的青春；季节的转换让你全副武装，如临大敌……肌肤——这张女人的名片，再也不是你引以为傲的资本，相反，一点点小皱纹都会泄露年龄的秘密。

我的女性患者多在 30 ~ 40 岁，她们中想用外表隐藏真实年龄的大有人在，有些掩饰得很好，远看 30 多岁，打开病例我才发现原来她已经到了不惑之年，也有些人"功夫"很不到家，远远看去应该有 38 岁，她却很抱歉地笑笑，告诉我她只有 32 岁，于是气氛一下变得尴尬……很多患者都有一个共同点，在我开出处方的时候，她们会问我程院长，你说为什么我的脸上这么多皱纹？针灸能治吗？

为什么皱纹总找你呢？看看你是不是经常有下面的情形吧！

1 用眼疲劳。这一条无论是家庭主妇还是白领一族，都有可能发生，整天面对电脑、电视，长时间盯着屏幕，眼睛就会因为疲劳而不自觉地眨眼，久而久之，眼周肌肉变得松弛，容易产生皱纹。

2 情绪紧张。经常处于紧张的情绪中，在身体失眠、疲倦的同时，你的皮肤也会疲倦，肌肉弹性下降、脏腑功能失调等都会导致皮肤失去往日的活力，生出皱纹来。

3 身体原因。营养不良、化学物质的刺激、不合格化妆品、吸烟、饮酒，都可以加速机体的衰老，导致皮肤弹性下降，脏腑功能失调，从而导致皱纹产生。

此外，有人说重力的影响也会使皮肤产生皱纹，姑且不论这个说法是否真实，在我看来，重力是生活中每个人都不能避开的影响，也就不用太担心。因此，要想远离皱纹，还是要从上面三方面原因入手。

⇒ 经络除皱 ⇐

皱纹是什么？皱纹是由于维持皮肤正常张力的弹性纤维减少，皮脂腺分泌减弱，皮下脂肪减少，使皮肤与其深部组织之间过于松弛，发生折叠而形成的。中医认为多种原因可以导致肌肤皱纹的产生，像脾胃虚弱、营养不良、劳倦等。

面部有了小细纹，通过手法不一定解除，还有可能加重。但是我们可以根据细纹本质原因来点按穴位，再加上对某一处皱纹周边有效穴位的点按，以此来"点走"皱纹。

原因一 ——气血亏虚，营养摄入不足

随着年龄的增长，不注意保养身体的你，五脏六腑都不如年轻时健康了。脾胃的虚弱直接引起了对食物营养吸收不完全，再加上常年的工作忙碌、生活琐碎之事，无论心理还是身体都劳倦不堪。这时的你，不仅仅有皱纹，脸色还十分不好，少华无光泽，肤色萎黄，吃东西没胃口，觉得身体沉重，容易感觉疲劳。对付这类皱纹，补益气血是最好的方法。

≈ 中脘

🔍 首先找到胸部正中两乳间膻中穴的位置，用力按下时可以感觉到下面是硬硬的胸骨，继续向下循按，不远处会感觉到胸骨的末端消失处，中脘穴就位于这个位置与肚脐的中点处，刚好位于人体胃脘部。

💬 将掌根置于此处，稍用力按下，轻轻揉动5~10分钟，可促进消化、益气养血。

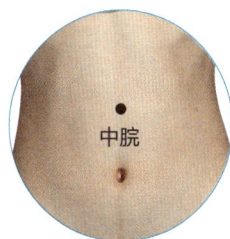

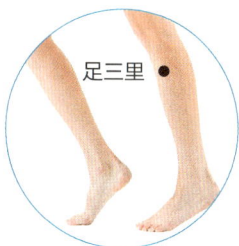

≈ 足三里

🔍 取足三里时先要找到它上面的犊鼻穴，当我们屈膝时，髌骨与髌骨下方的韧带（髌韧带）外侧凹陷内就是犊鼻穴，自犊鼻向下约一掌，旁开胫骨前缘一横中指宽，即为足三里穴。

💬 足三里可是著名的"长寿穴"，它属于足阳明胃经。中医认为，脾胃为后天之本、气血生化之源，故此穴有补益后天、强壮脾胃之功。用力点按此穴，会有明显的酸麻胀感，并向膝部或沿小腿向下放散。点按1分钟后可略放松，改点为揉，1分钟后再施点法，如此反复3~5次。

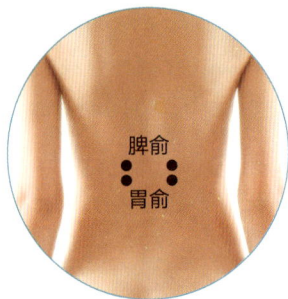

≈ 脾俞　胃俞

📍 这两个穴位都在背部，分别在第11、12胸椎棘突下，旁开1.5寸。

💬 点按此二穴可健脾和胃，利湿升清，理中降逆，促进营养的消化吸收。

≈ 合谷

📍 将手掌伸直，拇、食指分开，在第二掌骨的中点边缘处取合谷穴。

💬 将另一手拇指立起，用指尖沿第二掌骨中点骨边用力按下，持续1分钟，此时会感觉到明显的酸胀或酸痛感，甚至会向手指或手腕部放散。

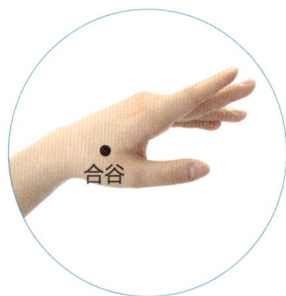

原因二——情志不舒，肝气郁结导致瘀血内阻

　　年纪轻轻的一脸皱纹？常常听说"心烦长皱纹"，确实如此。烦心事太多，自己的精神抑郁不说，还容易影响到周围的人，一点点小事就可能引发大争执，时间长了肝气郁结，血行不畅，经脉受阻，不能滋养全身，肌肤自然得不到营养，皱纹也就出现了，同时你的皮肤可能会干燥脱屑，四肢头面部也许还会有"老年斑"出现！点按下面的穴位，可以活血化瘀，一起来减少皱纹吧！

≈足三里

📍 取足三里时先要找到它上面的犊鼻穴，当我们屈膝时，髌骨与髌骨下方的韧带（髌韧带）外侧凹陷内就是犊鼻穴，自犊鼻向下约一掌，旁开胫骨前缘一横中指宽，即为足三里穴。

💬 此穴有补益后天、强壮脾胃之功。用力点按此穴，会有明显的酸麻胀感，并向膝部或沿小腿向下放散。点按1分钟后可略放松，改点为揉，1分钟后再施点法，如此反复3~5次。

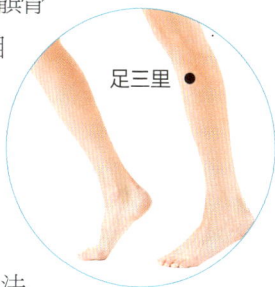

≈血海

📍 大腿内侧，髌底内侧端上2寸，股四头肌内侧头的隆起处。第一次找血海穴时，可以请朋友帮忙，一人坐下屈膝，另一人以对侧手掌按住对方的膝盖，2~5指向膝上伸直，拇指向膝内侧约呈45°角斜置，指端尽处所点的位置就是血海穴。

💬 找对位置记住，自己以后可以经常按压。血海穴有健脾化湿、调经理血的作用。

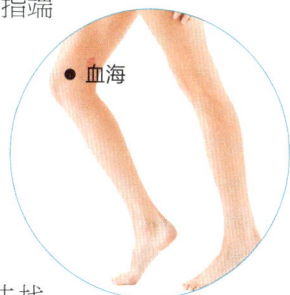

≈三阴交

📍 在小腿内侧，当足内踝尖上3寸，胫骨内侧缘后方。先找到内踝尖，沿内踝尖向上推按，可以摸到胫骨的后缘，这里就是足太阴脾经在小腿部的循行线。内踝尖向上约一掌（四指并拢为一掌）处为三阴交穴。

💬 本穴位是脾、肝、肾三条经脉交会之处，点揉此穴可以通畅三经、益气养颜。

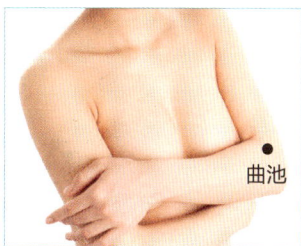

≈曲池

📍 屈肘，曲池穴就在肘部横纹的外侧末端。

💬 先用拇指指尖用力点住曲池约1分钟，然后改点为揉，用力稍轻，使酸胀感自穴位局部缓慢放散开来。每次3~5分钟，左右交替，每日治疗不拘时间次数，可以清热消肿、散风止痒、调和营血。

额面穴位对付局部小皱纹

TIPS

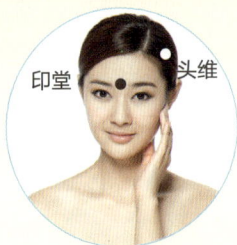

印堂　　　头维

额头皱纹

头维　在额角发际上0.5寸，头正中线旁开4.5寸。

印堂　在面额部，在两眉头连线的中点。

鱼尾纹

太阳　在耳廓前面，前额两侧，外眼角延长线的上方，被称为"经外奇穴"。

瞳子髎　位于面部，目外眦旁，当眶外侧缘处。

丝竹空　在眉梢凹陷处。

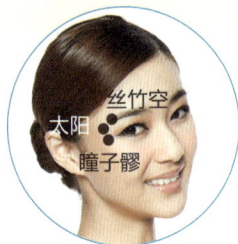

丝竹空
太阳
瞳子髎

笑纹

下关　位于人体的头部侧面，耳朵前大概一横指的地方，颧弓下陷处，张口时这个穴位会隆起，所以要闭口取穴。

迎香　在鼻唇沟中，鼻翼外缘中点旁开约0.5寸。

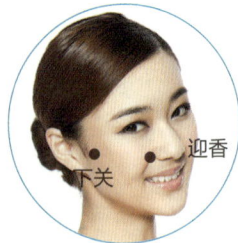

迎香
下关

颈纹

风池　正坐，风池穴位于后颈部，后头骨下，两条大筋外缘陷窝中，相当于耳垂齐平。

翳风　耳垂微向内折，于乳突前方凹陷处取穴。

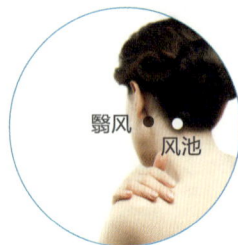

翳风
风池

❯❯ 食疗除纹 ❰❰

平时可以多喝水，多吃富含维生素A、维生素E的食物，如胡萝卜、牛奶、蛋、肝、鱼肉、水果和绿色蔬菜等。此外，选食带"酸"的食物，除皱效果更佳，像酸奶、橘子、香蕉都是不错的除纹食材。酸奶能阻止人体细胞内不饱和脂肪酸的氧化和分解，维持上皮细胞的完整，有利于防止皮肤角化和干燥，使皮肤白嫩且富有弹性与光泽，避免皱纹的产生。橘子含有大量的B族维生素，有收敛和润滑肌肤的作用。香蕉含有丰富的矿物质，可以滋养皮肤，外用也很适合，用牛奶和香蕉搭配做面膜，可以促进面部的血液循环，提高皮肤的供养率，使皮肤恢复原有的弹性。

说到除皱的食材，首推的当然是胶原蛋白食物，如肉皮、猪蹄等。这里我推荐的两道食疗菜品也是以这类食物为主的。俗话说"吃啥补啥"，丰富的胶原蛋白能促进体内胶原蛋白的合成，达到滋润肌肤、减少皱纹的目的。

▎瓠子炖猪蹄

—— 原料 ——

猪蹄2只，瓠子250g，葱段5g，姜片10g，酱油15g，料酒10g，盐、味精各适量。

—— 制法 ——

猪蹄刮洗干净，入沸水氽烫约5分钟，捞出，劈开；原汤滤清留用。将瓠子洗净，去皮，对半剖开，切成块。把猪蹄放入砂锅内，加入葱段、姜片、酱油、盐、料酒，倒入原汤，用中火烧开，放入瓠子块，再用小火炖至猪蹄入味烂熟，加入味精即可。

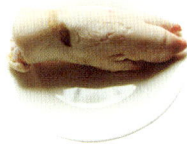

▎红烧蹄筋

—— 原料 ——

鲜牛蹄筋250g，鸡汤200g。

—— 制法 ——

将蹄筋切成长5cm、宽厚约1cm的条（如蹄筋较小、较细，可不再加工），放入开水中略焯一下再取出。炒锅上火，加油50g，将葱段放入煸炒，至出香味且葱略变为金黄色时，加入蹄筋，迅速翻炒，使蹄筋均匀受热，加入酱油、料酒、盐、味精、白糖、鸡汤，开锅后，转用小火烧约10分钟，再用大火加热，放入溶于水的淀粉将汤汁收浓，即可装盘。

程博士说 "胶质"

除皱，推荐给大家的是两道地道的美味，猪蹄和牛蹄筋烧菜。看到谁不流口水？有的朋友可能会说了，猪蹄，那得有多少油啊，美容？不"加肥"才怪。就算真能美容，为了身材，谁敢去吃啊！

其实不尽然，猪蹄和牛蹄筋，都含有丰富的胶原蛋白质，其脂肪的含量更是比肥肉低得多。研究发现，人体中胶原蛋白质缺乏，是人衰老的一个重要因素。猪蹄、猪皮、牛蹄筋中都含有大量的胶原蛋白，在烹调过程中可转化成另外一种形态的物质——明胶（肉眼看上去会被误认为是肥肉、肥油），这种物质不仅能防治皮肤干瘪起皱，增强皮肤的弹性和韧性，也能延缓衰老、促进儿童生长发育。此外，猪蹄在中医学上也是一味中药，它味甘、咸，性平，可以壮腰补肾、强健筋骨、通乳丰胸，一般用于肾虚所致的腰膝酸软和产妇产后缺少乳汁之症。另外多吃猪蹄对于女性具有丰胸作用。牛蹄筋味甘，性温，入脾、肾经，有益气补虚、温中暖中的作用，同猪蹄一样，也可以治疗腰膝酸软、产后虚冷等症。值得一提的是，蹄筋中不仅不含胆固醇，它所含有的生物钙，吸收率在70%以上，强筋壮骨效果明显，可减缓中老年人的骨质疏松。

需要注意的是，晚餐吃得太晚时或临睡前不宜吃猪蹄，以免增加血液黏度。由于猪蹄含脂肪量高，有胃肠消化功能减弱的老年人每次不可食之过多。

DIY 小品

猪皮面膜

原料：鲜猪皮 500g，蜂蜜 200g，米粉 100g，清水 500ml。

制法：将鲜猪皮洗净去毛，切成小块，放入砂锅。加水500ml，先大火煮沸，再小火煨成浓汁。加入蜂蜜、米粉搅匀，在煮沸后起锅，冷却后置冰箱保存。

用法：每次吃10~15g，1日3次。同时睡前用猪皮冻涂敷起皱皮肤，翌晨用冷水洗去。

功效：防止皮肤起皱，并可消除皱纹。

❧ 草药除皱 ❧

原料

鹌鹑蛋10枚，草莓3个（在无草莓的季节，也可以加入适量的莲子、芡实或枸杞子等代替），桑寄生10g，红枣4枚，桂圆肉15g，怀山药12g，冰糖适量。

制法

将上述中药加水1600ml煮1小时，去渣留汤，再加入煮熟的鹌鹑蛋和剖开的草莓，加冰糖，水煮10分钟即可。

功效

补血活血，润肤除皱。

程博士提示

鹌鹑蛋味甘，性平，有补益气血、强身健脑、丰肌泽肤等功效。尤其对贫血、月经不调的女性，其调补、养颜、美肤功用尤为显著。

山药味甘，性平，入肺、脾、肾经，不燥不腻，可以健脾补肺、益胃补肾、固肾益精、聪耳明目、助五脏、强筋骨、长志安神、延年益寿。对脾胃虚弱、倦怠无力、食欲不振、久泄久痢、肺气虚燥、痰喘咳嗽、肾气亏耗、腰膝酸软、下肢痿弱、消渴尿频、遗精早泄、带下白浊、皮肤赤肿、肥胖等病症皆有效。

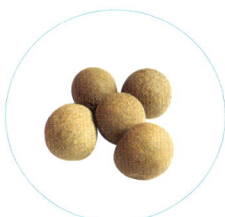

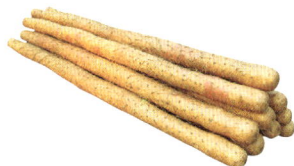

❧ 去皱秘籍——你的表情丰富吗 ❧

在羡慕别人皮肤光洁无痕的时候，你有没有想过，皱纹的产生，很多时候是由于个人生活习惯及多表情引起的呢？

（1）**引发皱纹的"笑"。**过度大笑、皮笑肉不笑、频繁做鬼脸，这些都是引发皱纹的不良习惯，有些人笑时只动嘴角，嘴角旁就有了很多皱纹。

（2）**单侧咀嚼食物。**这会使另一侧的牙齿失去正常的咬合关系，颌骨及其周围咀嚼肌等缺少生理性功能刺激，久而久之会使颌骨骨质畸形，肌肉萎缩，脸部左右不对称。

（3）**护肤的方法、用品不当**。有些化妆品含有损害皮肤的化学成分，长期使用，会影响皮肤的正常呼吸，使皮肤变得粗糙，出现皱纹。另外，不少女性朋友长时间化浓妆而不卸妆或卸妆不彻底，使化妆品留在脸上过夜，易阻塞毛孔，造成皮肤损害。

（4）**吸烟**。吸烟者，其眼角外的皱纹会过早地呈现出来。因香烟中的尼古丁等有害物质对皮肤毛细血管有破坏作用，能影响皮肤的血液循环，造成营养障碍，产生皱纹。

（5）**营养不均衡**。偏吃低脂肪的食物，降低了皮肤的保护性能。

（6）**过度疲劳、焦虑**。这些不良情绪会引起内分泌功能紊乱，促使皱纹产生。

预防皱纹小提示

TIPS

（1）认真洗脸：洗脸以前，先用热腾腾的毛巾敷脸3分钟，让水蒸气把闭塞一天的毛孔打开，这样更有利于肌肤的清洁护理。另外洗脸时最好使用洗面乳，不要用肥皂。

（2）北方的空气较干燥，尤其是秋冬季节，夜晚卧室里最好放置1台空气加湿器。

（3）每天至少喝6杯水，水分足够可使肌肤保持滋润。

（4）不要抽烟、喝酒。

（5）尽量不要上浓妆，如果工作需要，切不可带妆过夜。

（6）保持心情愉快，乐观开朗的心态会让你的皱纹悄悄溜走。

（7）睡前进行适当的脸部按摩：如果你觉得穴位找不准，食疗太麻烦，草药不容易坚持，那么不妨试试下面这种简单的方法，每天5分钟，就能延缓皱纹的侵袭。用中指和无名指以打圆圈方式按摩脸部，顺序是：太阳穴—眼周—鼻子—嘴巴—嘴角—耳垂—太阳穴。

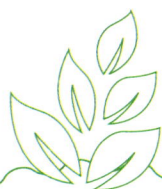

细肤篇

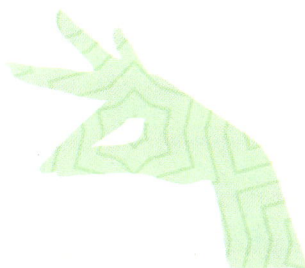

女性到了30岁以后，繁重的工作压力、不规律的生活习惯、不合理的饮食……稍不留心，就会进入"黄脸婆"的行列：皮肤干燥、缺少光泽，毛孔粗大，眼角、嘴角不断冒出小小的细纹。再高档的化妆品似乎也无法弥补素面朝天时的尴尬，面对镜中的自己，难道一辈子都要带着厚厚的妆容生活吗？面对不再青春的皮肤，你真的要"举手投降"吗？

要想让皮肤细腻，首先要对付的一大敌人就是粗大的毛孔。曾听女性友人这样说：最近流行趋势是骨感美人。可其实女人丰满一点，肉多一点也不要紧，最主要的就是毛孔不能大，皮肤要细致！

那么为什么你的毛孔就比别人的"大"呢？

1 —— 油性皮肤？

你的皮肤爱出油吗？是不是经常控油洁面乳不离身呢？油性或者混合性皮肤皮脂的分泌特别旺盛，如不及时清理，让过剩的皮脂堆积在毛囊里，久而久之，毛囊就被"撑大"了。

2 —— 岁月痕迹？

随着年龄的增长，皮肤细胞开始老化，工作和生活压力让你的心灵也不再"青春靓丽"，这样身体和心理的双重疲劳，更加深了岁月在你脸上刻画的痕迹：皮肤细胞老化、干燥缺水、代谢缓慢——毛孔就这样变大了！

3 —— 清洁问题？

洗脸，人人都会，可是脸部肌肤清洁不当也会伤害皮肤！用温水洗脸后，有没有再用冷水"紧致"一下开放的毛孔呢？

4 —— 坏习惯？

吸烟，饮酒；长了"痘痘"就开始自己挤；晚上不睡觉，熬夜看手机、电视等；白天趴在桌子上睡觉；质量不合格或者不适合自己皮肤的化妆品……这些坏习惯都是直接导致皮肤问题的原因。

❧ 经络细肤 ❧

　　中医认为，皮肤是否细腻、柔滑，归根到底都与胃、肝、肾的关系十分密切。肝气郁滞、湿热内蕴、气血亏虚等原因都有可能影响皮肤的状态。按揉下面的穴位，从根源上改善身体状况，提升肤质。

【神门】+【心俞】+【脾俞】＝养胃健脾，补益气血

≈ 神门

📍 在腕掌侧横纹上，豌豆骨的下缘取神门穴。

💬 将一手拇指立起，指尖用力点按神门穴1分钟，穴位局部会有较明显的酸胀感，左右手交替治疗3~5次。

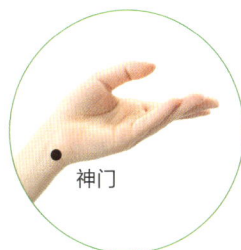

≈ 心俞

📍 心之背俞穴。在背部，当第5胸椎棘突下，旁开1.5寸。

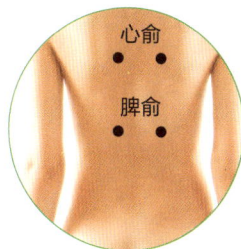

≈ 脾俞

📍 在背部，当第11胸椎棘突下，旁开1.5寸。

≈ 合谷

📍 将手掌伸直，拇、食指分开，在第二掌骨的中点边缘处取合谷穴。

💬 将另一手拇指立起，用指尖沿第二掌骨中点骨边用力按下，持续1分钟，此时会感觉到明显的酸胀或酸痛感，甚至会向手指或手腕部放散。

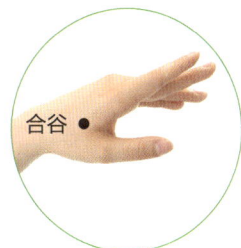

≈ 委中

📍 属足太阳膀胱经，位于腘窝横纹正中。

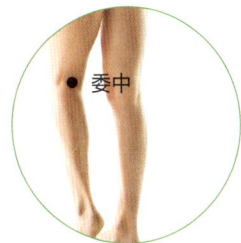

≈曲池

📍 屈肘，曲池穴就在肘部横纹的外侧末端。

💬 先用拇指指尖用力点住曲池约1分钟，然后改点为揉，用力稍轻，使酸胀感自穴位局部缓慢放散开来。每次3~5分钟，左右交替，每日治疗不拘时间次数，能清热消肿、散风止痒、调和营血。

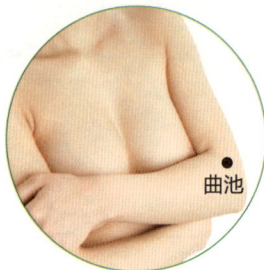

【期门】+【膻中】+【太冲】＝疏肝解郁

≈期门

📍 在胸部，乳头直下，第6肋间隙，前正中线旁开4寸。标准身材的女性，乳头正对的大约是第4肋间，所以自己向下摸两根肋骨后点到处就是期门穴。

💬 期门是肝经的最上一穴，也是肝经的募穴，古代医家认为"水湿之气由此输入肝经"，常按可以疏肝健脾、和胃降逆。

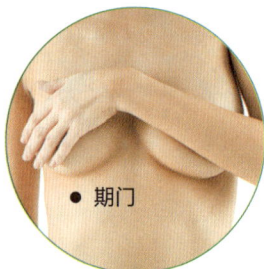

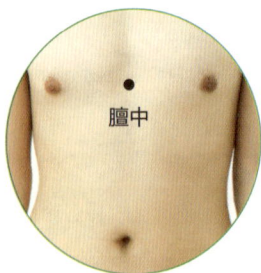

≈膻中

📍 位于胸部，当前正中线上，平第4肋间，两乳头连线的中点。

≈太冲

📍 在足背面，从第一、二脚趾中间向后轻轻按压，能摸到明显的骨间隙所造成的凹陷，就是太冲穴。准确说，它是在第1跖骨间隙的后方凹陷处。

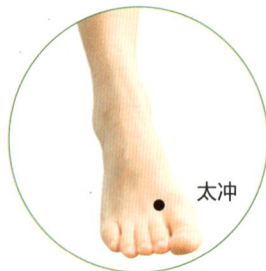

食疗细肤

随着生活水平的提高，人们越来越讲究健康饮食，这对皮肤也起到了保健的作用。研究表明，富含维生素A酸及其衍生物的食物，比如薏苡仁、蜂蜜、胡萝卜、土豆、山药，以及各种水果对收缩毛孔、紧致肌肤，都有很好的作用。

双豆炖鸡翅

原料
黄豆100g，青豆100g，鸡翅中10支左右，调味品适量。

制法
将黄豆、青豆、鸡翅等原料清洗干净（双豆不要去掉豆衣），放入砂锅，加入适量高汤，用小火炖熟，最后用盐、味精、料酒调味。

程博士提示

黄豆和**青豆**不仅富含蛋白质、卵磷脂，还含有植物雌激素，这种异黄酮类物质能有效提高体内雌激素的水平，从而让女性更加青春。另外，异黄酮还具有预防骨质疏松的作用。前面我们提到了猪蹄和牛蹄筋是富含胶质蛋白的美容佳品，其实**鸡翅**中也含有大量的胶原蛋白，而且蛋白质含量要高于猪蹄，它与黄豆、青豆同食，对增加皮肤弹性、收缩毛孔、滋润皮肤十分有益。

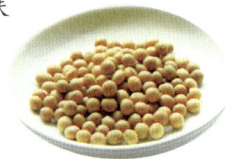

DIY 小品

豆腐面膜

原料：豆腐1块（约50g），酵母粉15g。

制法：将豆腐放在碗中捣碎后，加入酵母粉，调成糊状，静置12小时，以便让豆腐和酵母粉充分融合。

用法：待12小时后，将面膜均匀涂在脸上，敷15分钟后用清水洗净。

功效：能有效嫩白柔细肌肤，温和改善油性肤质，调和脸上水油成分，促进毛孔收缩，使肌肤细腻。

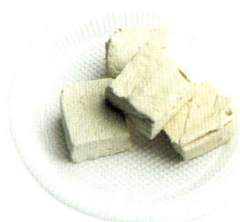

番茄牡蛎汤

原料

牡蛎肉200g，西红柿1个，紫菜少许，洋葱1个。

制法

将洋葱切细，西红柿切成小片，牡蛎取肉，去净泥沙，紫菜用水洗净。锅里放少许的油，倒入洋葱翻炒片刻，加入一碗水。烧开后加入紫菜、牡蛎、西红柿，加点胡椒粉和少许的盐，煮2～3分钟，加葱，用淀粉勾芡即可。

程博士提示

牡蛎又称蚝，它的营养价值很高，清煮或制羹，汤色如奶，故有"海牛奶"之称。中医认为，牡蛎可补五脏、益气、养血、活血。牡蛎烤食不仅味美，且能细腻肌肤、养颜美容。用牡蛎加工制成的蚝油是高级调味品，味美，也可以滋养容颜。

西红柿含有丰富的胡萝卜素、维生素B和维生素C，尤其是维生素P的含量居蔬菜之冠。多吃西红柿可以抗衰老、祛除斑痕，使皮肤保持白皙。西红柿可以利尿，肾炎患者宜食用。

≫ 草药细肤 ≪

说到草药细肤，首推的药物就是薏苡仁。薏苡仁味甘、淡，性微寒。入脾、胃、肺经，具有利水渗湿、健脾止泻、清热解毒之功。现代研究表明，薏苡仁的营养价值很高，含有亮氨酸、精氨酸等氨基酸成分。对脾虚腹泻、肌肉酸重、关节疼痛及多种癌症等有治疗和预防作用。薏苡仁能使皮肤光滑，减少皱纹，消除色素斑点，对面部"痘痘"及皮肤粗糙有明显的疗效。另外，它还对紫外线有吸收能力，其提炼物加入化妆品中还可达到防晒和防紫外线的效果。

需要注意的是，薏苡仁微寒，会使身体冷虚，所以虚寒体质的人不适宜长期服用，怀孕女性及正值经期的女性应该避免食用。

薏苡仁养颜绿茶

原料
绿茶、薏苡仁各适量。

制法
将绿茶放到碗里，然后加一些烘焙的薏苡仁粉，搅和均匀，用热开水冲泡。

用法
每天1杯。

功效
健脾补肺，清心益气，清热解毒。可使肌肤娇嫩，焕发自然光彩。

牛奶薏苡仁汤

原料
薏苡仁粉、鲜奶适量。

制法
将鲜奶煮沸后加入薏苡仁粉大约5～10g，搅拌一下即可。

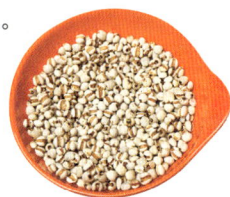

功效
淡化黑斑，美白肌肤。

薏苡仁面膜

原料
薏苡仁粉、绿豆粉、水、面膜纸。

制法
将前两种材料按1∶1比例混合，然后视材料加入适当的水，使之均匀，并搅拌成糊状。

用法
将材料均匀涂抹于脸上，然后盖上面膜，大约敷15～20分钟后用水清洗。也可以用蜂蜜、纯牛奶、酸奶调和。

细肤四部曲

① 去油保湿：时刻注意皮肤变化，油性皮肤者要及时去油；干性皮肤者，可随身携带乳液或润肤水，随时涂抹。

2 保证睡眠：长时间睡眠不足，不仅会增加油脂分泌，甚至会让皮肤转为油性皮肤。

3 戒烟戒酒：烟酒绝对是美丽的大敌，香烟会令血管收缩，血液循环减慢，皮肤更容易变得干燥；酒精进入身体后被氧化，会导致皮肤油脂分泌旺盛，毛孔粗大。

4 调适心态：压力过大是皮肤变差的原因之一。发现肌肤问题不要慌，更不要给自己过大的压力，保持健康、平和的心态，适当采取保养之道，就能使皮肤细腻有光泽。

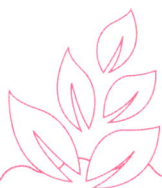

红润篇

去年今日此门中，

人面桃花相映红。

人面不知何处去，

桃花依旧笑春风。

　　写下这个题目的时候，脑中不知不觉就浮现出这首诗，诗名叫《题都城南庄》，为崔护所作。传说这首诗的背后是一个令人惆怅的故事：崔护仕途不顺，清明节独游长安城郊的南庄，走到一处桃花盛开的农家门前，一位秀美的姑娘热情地接待了他，彼此留下了难忘的印象。第二年清明节时，崔护又来到那里，但院门紧闭，姑娘不知在何处，只有桃花依旧迎着春风盛开……

　　故事让人感到惆怅，而现实往往更令人无奈。人的一生中，衰老是一个无法逃避的词汇，它是不可抗拒的。去年还"人面桃花相映红"，今年就不知这好气色去了哪里。很多女性朋友抱怨一过35岁，就像被诅咒一样变成了"黄脸婆"，粉嫩肤色没有了，皱纹不断增加，身体状态也越来越差，看着镜中的自己，越来越沮丧，"好像连出门面对这个世界的勇气都没了"。

✤ 经络润肤 ✤

中医认为人的肤色应由内在的脏腑调养，《黄帝内经》中的"藏象学说"就提到要"养于内、美于外"。而诸多脏腑中，最容易影响肤色的，当属肝、脾、肾三脏。

肝：主疏通及宣泄，肝气郁结会产生气血逆乱及瘀滞，肤色便会蜡黄而暗沉……

脾：为气血生化之源，在五脏中主要是吸收营养再滋养其他脏腑。如果饮食失调及心神不宁影响消化功能，身体得不到滋养，皮肤自然萎黄无光……

肾：肾主水，主掌人体全身津液平衡。水液代谢差不仅会使皮肤粗糙，而且也会影响肺脏功能，中医认为"肺为气之主，肾为气之根"，"肺主皮毛"，因此肾虚也会让皮肤变得很糟糕……

≈气海

📍 在下腹部，一般平躺着取穴。直线连接肚脐与耻骨上方，将其分为十等份，从肚脐3/10的位置，即为此穴。

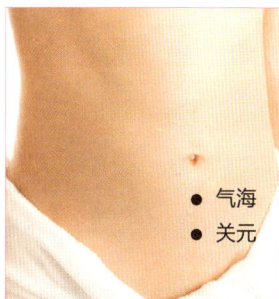

气海
关元

≈关元

📍 关元穴在肚脐下3寸。

💬 本穴推荐采用艾灸法，点燃艾条熏灸，每次10~15分钟，同时也可配合灸腹中线（任脉）。如果觉得用手拿着艾条太累了，也可以采用隔姜灸的方法，即切一片稍微厚一点的姜片，将大约10~15分钟能烧完的艾绒用手捏成圆锥状，姜片放到所要灸的穴位上，再将圆锥状的艾绒放到姜片上，将艾绒引燃，等艾绒完全熄灭后即可。

≈足三里

📍 取足三里时先要找到它上面的犊鼻穴，当我们屈膝时，髌骨与髌骨下方的韧带（髌韧带）外侧凹陷内就是犊鼻穴，自犊鼻向下约一掌，旁开胫骨前缘一横中指宽，即为足三里穴。

💬 用力点按此穴，会有明显的酸麻胀感，并向膝部或沿小腿向下放散。点按1分钟后可略放松，改点为揉，1分钟后再施点法，如此反复3~5次。

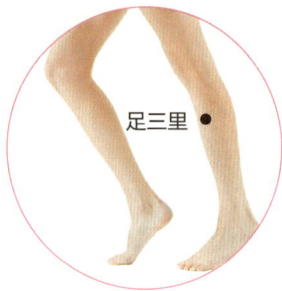

足三里

❧ 食疗润肤 ❧

▎花生红枣羹

——— 原料 ———
大枣250g，花生仁（不要去红皮）250g，黄豆500g，蜂蜜适量。

——— 制法 ———
大枣洗净，劈开去核，花生、黄豆用温水浸泡15分钟，锅中放水1000ml，加入大枣、花生仁，大火煮开后改小火，煮至大枣软烂，加入适量蜂蜜，继续小火煮至汁液浓稠即可饮用。

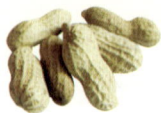

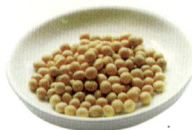

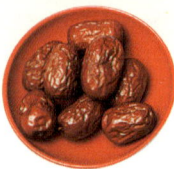

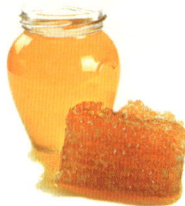

🔥 程博士说花生

花生在民间有个很响亮的名字，叫"长生果"。**花生**味甘，性平，入脾、肺经，可以健脾和胃、利肾去水、补血止血，有助于延年益寿。它的营养价值很高，甚至被誉为"植物肉"，含有大量的蛋白质和脂肪，特别是不饱和脂肪酸的含量很高，适宜做滋补身体的保健食品。

"吃花生要连红皮一起吃"，指的是花生外面那层薄薄的红皮，也叫"花生红衣"，对人体有很多好处，花生的"补血止血"的作用主要就是花生外那层红衣的功劳。中医认为脾统血，脾气虚的人容易出血，而花生红衣正好入脾经，补脾胃之气，所以能达到养血止血的作用。因此，女性常吃花生，对养血补血很有好处，同时花生红衣还有生发、乌发的效果。中医认为，"发者血之余"，脱发、白发是因为血亏，使发不得滋养所致。而花生红衣养血补血，能使人的头发更加乌黑。

需要注意的是，研究表明花生红衣不仅补血，还有促进凝血的作用。这样来讲，对于血液黏稠度比较高的人群，就不适宜食用了。我们讲凡事都要有个"度"，所谓"过犹不及"，花生吃多了反而增加心脑血管疾病的风险，所以老年人和心脑血管病患者，或者血液黏稠度高的人皆不宜食用过多；此外，做过胆囊切除术、消化不良及急性跌打损伤的患者也不宜食用。

羊肉栗子煲

原料
羊肉250g，鸡爪5只，荔枝干6枚，栗子肉200g。

制法
羊肉切片，放油锅内爆炒出香味，加调料和水煮15分钟，再把姜、葱等调料捞出，放入鸡爪、荔枝干煮20分钟，再放进栗子肉煮40分钟即可食用。

功效
可使面色红润，头发更加黑亮顺滑。

程博士说羊汤
要说"当归生姜羊肉汤"，大家一定不陌生，这次推荐的这个"羊肉栗子煲"，其实也是温补的一款汤煲，可以说与经典的"当归生姜羊肉汤"殊途同归。羊肉甘、温，历来就是补虚劳、祛寒冷的一款食材，羊肉汤更能温补气血、开胃健力，可治月经不调、血虚经少、血枯经闭、痛经、经期头痛、子宫虚寒、血虚头晕、面色苍白等症。栗子作为补肾的代表食材，更增加了此汤的温煦作用，寒冷的冬天最宜食用。

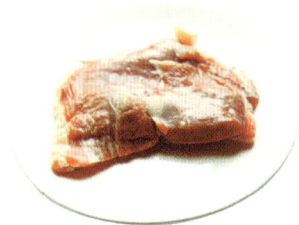

❧ 草药润肤 ❧

▌杞菊红枣茶

—— 原料 ——
枸杞子适量，红枣（干）3～4
颗，白菊花2朵。

—— 制法 ——
将红枣从中间剖开，和枸杞子、菊花一同放入
大水杯中，以开水冲泡服用，或以锅水煮服用。

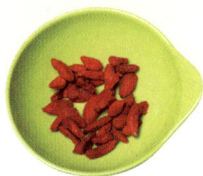

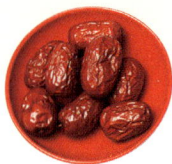

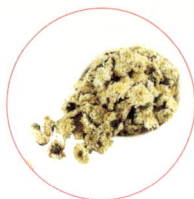

🔴 **程博士提示**

　　适量的白菊、枸杞、红枣放入水杯，用热水冲开，可以当作日常保健用的茶水。若对此味道不太适应，也可加入少量的冰糖。冲服时，请在倒完热水后不要立即服用，让其入味再喝，效果较好。**枸杞**是一味经济、实惠、用途广又好用的药材，除了众所周知有明目的作用之外，还能增加免疫力、滋养强身等多种优点，使用方式简易，对于身体虚弱、肠胃不适、容易口干舌燥、肝功能代谢失调者不妨长期服用。

▌菊花白果美容羹

—— 原料 ——
白果10粒，白菊花4朵，雪梨4个，
牛奶200ml，蜂蜜适量。

—— 制法 ——
将去皮去心的银杏果、雪梨粒放入
锅中，加清水适量，用大火烧沸后，
改用文火煲至银杏果烂熟，加入菊
花瓣和牛奶，煮沸，用蜂蜜调匀
即成。

—— 作用 ——
祛疾养颜，滋润皮肤。

程博士说白果

白果，即银杏的果实，银杏在宋代被列为皇家贡品。白果性平，味甘苦涩，有小毒，入肺、肾经。可敛肺气，定喘嗽，止带浊，缩小便，消毒杀虫。白果的用量和食用方法不当（主要指过量），会引起中毒。为了预防白果中毒，切忌用量要少，并且要熟食。

研究表明，经常食用银杏，可以扩张微血管，促进肌肤的微循环，防止细胞氧化，使人肌肤、面部红润。它所含有的氨基酸，能够合成胶原蛋白，使皮肤保持光泽和弹性，远离细纹，不失为美容良方。此外，对脑血栓、高血压、高脂血症、冠心病、动脉硬化、脑功能减退等疾病还具有特殊的预防和治疗效果。

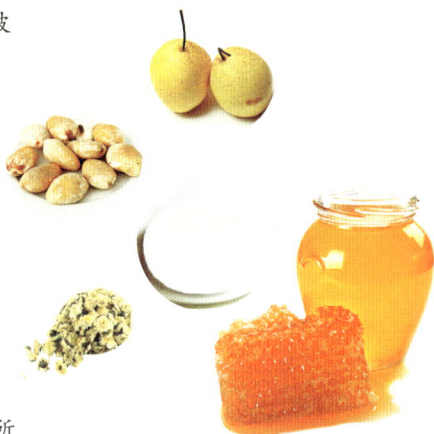

肤色红润五做到

1. 勤拍脸——洗脸之后，涂抹上润肤产品后，用指腹轻轻拍打脸部，可以提高皮肤温度，加速血液循环，活跃肌肤细胞，为皮肤输送养分，让皮肤充满红润的光泽。

2. 常运动——瑜伽、韵律操、慢跑等有氧运动，可舒解压力、舒筋活血，防止血管收缩，每天做30分钟，不仅能保持身材，提升气质，更让皮肤健康红润。

3. 不吸烟——长期吸烟不仅破坏体内微循环，还会导致皮肤粗糙，失去弹性，暗淡枯黄。

4.
睡眠足—— 肌肤的好坏、光泽度是人体整个生理平衡最直接的反应；睡眠好，肌肤得到正常休息，微血管通畅，肌肤就会光洁润滑。有研究表明，睡眠时释放出的生长激素可使皮肤细胞复制加速，让脸色变得年轻红润。

5.
心情舒—— 保持好心情，笑脸迎人，自然会让你的肤色变得红润、有光泽。

亮齿篇

**"手如柔荑，肤如凝脂，领如蝤蛴，
齿如瓠犀，螓首蛾眉，巧笑倩兮！美目盼兮！"**

《诗经》里用 28 个字描绘了一幅逼真传神、栩栩如生的美人图。

可相对于古代女性的自然美丽而言，

现代女性在环境、学习、工作、饮食等多种因素的影响下，

要想保持"明眸皓齿"又谈何容易呢！

在本书的局部美容部分，我以"明眸"为第一篇内容，

"亮齿"为最后一篇内容，

就是希望朋友们如同爱护眼睛一样爱护自己的牙齿。

洁白的牙齿，除了给人干净清洁的印象外，也代表着健康。

发黄和参差不齐的牙齿不仅影响美观，

久而久之还衍生出诸如口腔不洁、口臭、牙龈炎、蛀牙等疾病。

一般来说，一口完好的牙齿预示着你的长寿，

而牙齿过早松动、脱落恰恰是衰老的标志。

中医认为，人的生长和衰老都与肾精息息相关，

而"肾主骨，齿为骨之余"，所以牙齿的健康与否，直接反映肾精的强弱。

另外，龈与胃肠密切相关，

因此观察齿和龈可以初步测知肾和肠胃的病变。

1 牙齿稀疏或齿根外露。成人牙齿稀疏、齿根外露等问题，多为肾气
亏乏，要警惕有无肾脏方面的疾病。

2 牙龈红肿。中医认为，牙龈与胃肠相关。如出现单纯的牙龈红肿，
多是胃火上扰所致，也可能与胃炎有关。

3 牙龈出血。牙龈易出血的情形除发生在牙龈炎或牙周病患者身上，
肠胃不好的人也有这种倾向。如牙缝变宽伴随牙龈出血，在糖尿病、
甲状腺功能亢进症等疾病中较常见。

4 牙齿松动。这是很明显的骨质疏松的标志。牙齿松动脱落的主要原

因是牙槽骨不坚固，而牙槽骨的不坚固多由骨质疏松导致，可提早服用钙片，并经常叩齿，多做咀嚼动作。

在美齿的同时，古人也很注意嘴唇的保养，
中医认为脾"其华在唇"，嘴唇的色泽可以直接反映脾胃的运化功能。
人们常用"唇红齿白"来描述容貌美丽，
一口整齐、坚固、洁白的牙齿搭配色泽红润的嘴唇，
你的美丽就这样浑然天成。

TIPS 你会正确刷牙吗？

要爱护牙齿，首先必备的"功课"就是刷牙的方法要正确。

刷牙应注意的问题：

● 每天刷牙至少 2 次，每次刷牙时间建议 2~3 分钟。

● 鼓励睡前清洁口腔。细菌易于在口腔相对静止的环境中生长繁殖，睡前刷牙十分重要。

● 整个口腔清洁应包括舌的保健。舌是口腔微生物的主要集中点之一，可以用牙刷刷洗，但不能用力太重，每天清洗舌，有助口气清新。

● 牙刷最好每 3 个月换一次，保证较好的性能与清洁。

① 将牙刷放在牙床线上呈45°角倾斜，然后由内向外移动牙刷，清洁牙床线。

② 用同样的方法，刷每颗牙齿的里面、外面。

③ 将牙刷平放，刷咀嚼食物的牙齿面。

④ 轻刷舌面，清除细菌保持口气清新。

❊ 经络亮齿 ❊

说到口腔科，大家基本不会和中医联系起来，似乎那是西医学的"专利"，其实不然。根据中医理论，牙齿跟身体的五脏六腑都是相互关联的，口腔疾病也可以按照中医辨证论治进行治疗。

同时，我国古代医家早就提出了固齿健齿的方法，如"叩齿"。在经络保健方面，我提倡从口腔疾病的根源入手，从身体脏腑上找准病因，点按合谷、冲阳、太溪、承浆4个穴位，不仅能缓解牙痛、牙龈红肿等口腔疾病，对牙齿的美白坚固也有明显的效果。

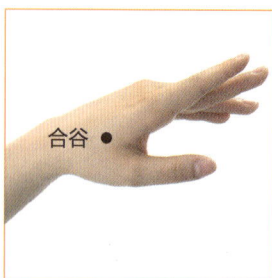

≈合谷

📍 将手掌伸直，拇、食指分开，在第二掌骨的中点边缘处取合谷穴。

💬 将另一手拇指立起，用指尖沿第二掌骨中点骨边用力按下，持续1分钟，此时会感觉到明显的酸胀或酸痛感，甚至会向手指或手腕部放散。

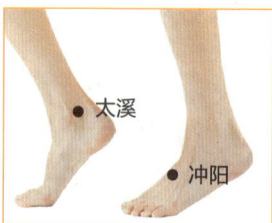

≈冲阳

📍 位于人体的足背最高处，在拇长伸肌腱和趾长伸肌腱之间，足背动脉搏动处。

≈太溪

📍 在内踝尖与跟腱后缘之间的中点处。

💬 拇指指尖立起，用力掐按，使酸胀感向足跟部放散，每次点按3~5下，即可补益肾气。

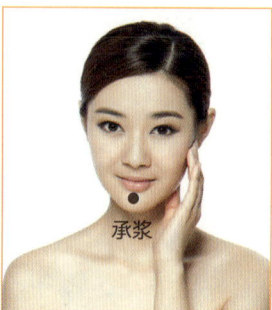

≈承浆

📍 位于人体的面部，当颏唇沟的正中凹陷处。

食疗护齿

　　饮食和牙齿的关系非同一般，所有的食物都要经过牙齿咀嚼后才能进行吞咽，进而消化、吸收。我们经常能看到洁净牙齿的广告上，健齿专家对希望保持牙齿洁白的女士们说：你不要吃巧克力、咖啡等这些会染色的东西。

　　的确，在饮食国际化的今天，要保持一口整齐、洁白的牙齿绝非易事，外源性的染色，还有体内各种导致牙病的原因，时时刻刻都在影响牙齿的健康和美丽。有些朋友说：我每天刷牙3次，而且还用漱口水，这总可以了吧？但其实这大部分都是表面上的清洁，只是暂时的，牙齿的内部也得不到呵护。那怎么办呢？所谓解铃还须系铃人，口腔、牙齿患病与营养不平衡有一定关系，含维生素C丰富的新鲜蔬菜、水果及含维生素A、D、C丰富的食品，如动物的肝、肾、蛋黄及牛奶等都对牙齿的健康有着很好的作用。妊娠期、哺乳期的女性，及婴幼儿童尤应注意适当补充这类食品，保证牙釉质的发育。

绿茶菊花饮

原料
绿茶5g，菊花5g。

制法
将绿茶、菊花放入茶杯，倒入开水100ml，泡10分钟再加入开水100ml，再泡10分钟即可。

用法
1剂茶可饮4～5次，供1日饮用。

功效
提精神，助消化，清内热，固牙齿，利血脉，聪耳明目。适用于精神倦怠，消化不良，牙齿松动，视力模糊。

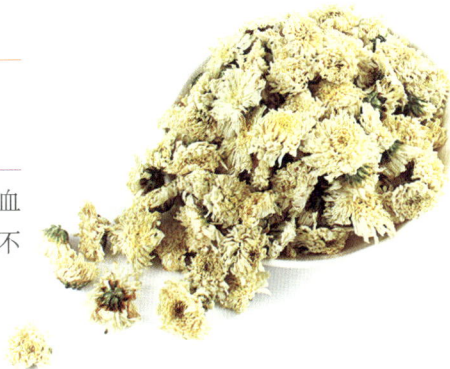

白炖蹄筋

原料

猪蹄筋300g，花生米200g，五花肉50g，黄酒、盐、葱、姜、味精各适量。

制法

锅内加水烧开，蹄筋片开，入沸水一余捞出；花生米用开水一烫，剥去红衣。锅内加油，投入葱段、姜片、黄酒，调入半勺鲜汤、盐，加肉片、蹄筋、花生米烧透，调入味精，淋少量食用油即成。

功效

滋润肌肤，填髓固齿。

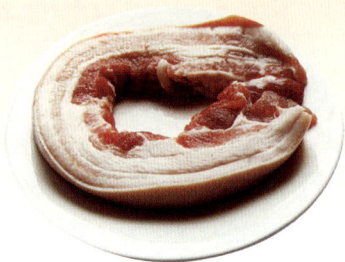

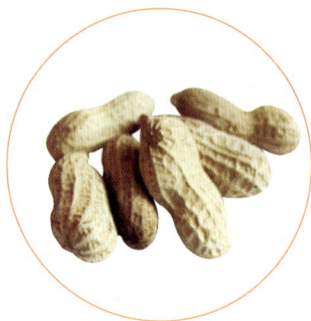

虾皮豆腐

原料

豆腐50g，虾皮20g，盐、麻油各适量。

制法

嫩豆腐切成小方丁，入锅中炖约20分钟，调入盐、麻油，撒上虾皮拌匀即可装盘。

功效

补肾固齿，开胃化痰，补充钙质。

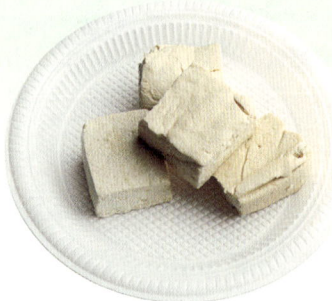

❧ 草药亮齿 ❧

内 服

补骨腰子汤

原料

补骨脂9g，猪腰子1对。

制法

将补骨脂用文火炒微黄，研细末；将腰子剥去外面筋膜，用刀从中间片开，剔去腰筋，用针线将每2片腰子行三边缝合，将补骨脂分成2份，每2片缝合的腰子袋装1份。装好后，用针线封口，放入锅内，加水煮熟（煮时放葱、姜、料酒、精盐各适量），将煮熟的腰子取出，去线，顶刀切成薄片，切好后，连补骨脂末一同放入煮腰汤内即可。

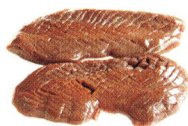

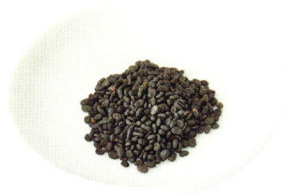

用法

每晚食用一小碗。

功效

补肾强身，固齿聪耳。

外 用

清代宫廷固齿秘方

原料

生大黄、熟大黄、生石膏、熟石膏、骨碎补、杜仲、青盐、食盐各30g，明矾、枯矾、当归各15g。

制法

将上11味药材研成细末，混合，作牙粉使用。

功效

可健齿固齿，直至古稀之年，牙不易脱落。对胃热牙痛者，尤为适用。

　　俗话说"牙疼不是病，疼起来真要命"，牙齿有病应及时治疗，但应避免一些不利于牙齿的药物，尤其在妊娠期、哺乳期的妇女和婴幼儿童不宜服用四环素类药物，如四环素、土霉素、金霉素、盐酸多西环素等。否则，易使乳牙发黄，且造成永久性黄牙，或引起牙釉质发育不全，易发生龋齿。

🌿 牙齿保健五要则 🌿

　　我国古代养生家对牙齿保健十分重视，早就提出"百物养生，莫先口齿"的主张。据考证，在一千多年前的辽代，就开始使用牙刷刷牙了。现代调查研究发现，绝大多数长寿老人，口腔中都有一定数量的自然牙齿，而镶配的假牙是不能完全取代自然牙齿作用的。可见，保持一口健康的牙齿，对养生十分重要。

1.
勤漱口——　　漱口能消除口中的浊气和食物残渣，清洁口齿。一日三餐之后，或平时甜食皆需漱口。漱口的方法很多，如水漱、茶漱、津漱、盐水漱、食醋漱、中药泡水漱等，可根据自己的情况，选择使用。

2.
勤刷牙——　　刷牙的作用不仅仅是清洁口腔，在刷牙的同时，还可以按摩牙龈，促进血液循环，增进抗病能力。有些人早晨为了祛除口气，使劲儿地刷牙，到了晚上认为反正有味道别人也不会发现，刷牙时往往不够认真，糊弄了事，其实晚上睡前刷牙比早晨刷牙更为重要。此外，要特别注意刷牙的正确方法，否则不仅不易清洁口腔，还可能损伤牙周组织，导致牙龈萎缩。

3.
勤叩齿——　　自古以来，很多长寿者都重视和受益于叩齿保健，尤其清晨叩齿意义更大。叩齿的具体方法是：排除杂念，思想放松，口唇轻闭，先叩臼齿50下，次叩门牙50下，再错牙叩大齿部位50下。每日早晚各做1次，亦可增加叩齿次数。

4.
不偏薄——

咀嚼食物应双侧，或两侧交替使用牙齿，不宜只用单侧牙齿咀嚼。

5.
不咬手——

不良习惯是导致牙齿疾病的重要因素，特别是小儿，应该养成不吮手指、不咬铅笔的好习惯。无论大人还是小儿，饭后不宜用牙签或火柴棒等物剔牙，因为这种方法极易损伤齿龈组织，容易造成感染、溃烂。如果必须要剔牙，建议使用牙线。

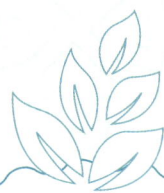

纤体瘦身篇

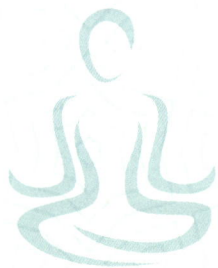

有这样一种说法："**28 ～ 40 岁的人，能够保持体重不增加就是减肥。**"

随着生活水平的提高，肥胖症的发生率急剧上升，

它不仅影响人体美观，

还会出现疲劳、气短、懒动、走路气急的现象，

更会引发一系列并发症。

药物减肥是人们普遍采用的方法之一，

但很多减肥者服用药物后身体不良反应明显，反弹率高，

甚至影响身体健康，危害生命。

减肥是综合作用的结果，是一个长期过程，

可采取针灸治疗与合理膳食、增加运动结合进行。

中医认为肥胖是由于先天禀赋因素、过食肥甘以及久卧久坐、

少劳等引起的以气虚痰湿偏盛为主，

体重超过标准体重 20% 以上，

并多伴有头晕乏力、神疲懒言、气短等症状的一类病症。

它的发生主要与脾、胃、肾功能失调有关，

以正虚为本、痰瘀为标之症。

西医学认为，

当进食热量多于人体消耗量而以脂肪形式储存体内，

因而超过标准体重 20%，便会形成本病。

它的发生，多由营养过剩、活动量少、脂肪堆积过多所致。

➤➤ 经络纤体 ◀◀

　　肥胖者不仅是体重明显增加，还会自觉身体困重，疲劳感严重，甚至整日昏昏欲睡，没有精神。这都是"痰"邪作祟。营养物质不能及时消耗，聚湿成痰，就会流滞经脉，阻碍气血的正常运行，使身体困重难耐、体重飙升。这种痰不能咳唾而出，故被称之为"无形之痰"，足阳明胃经小腿部的丰隆、阴陵泉穴，配以摩腹，可以将这种无形之痰化去，达到纤体健美的神奇功效。

≈ 丰隆

- 取犊鼻至外踝尖的中点，旁开胫骨外侧边缘两中指宽处即是丰隆穴。
- 先用拇指用力点按丰隆约半分钟，使局部出现明显酸胀感，然后稍松力，改点为揉，揉约1分钟，重复点揉8~10次，有空时即可点揉，不拘时间。

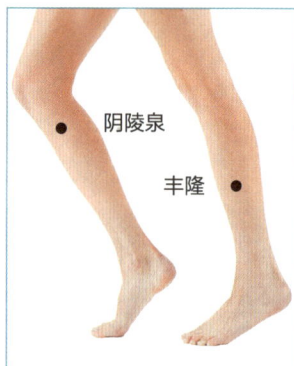

≈ 阴陵泉

- 正坐屈膝或仰卧位，在胫骨内侧髁后下方约胫骨粗隆下缘平齐处取穴。
- 点按本穴可健脾理气，益肾调经，通经活络。

≈ 摩腹

- 双手手掌叠放于腹部，稍用力下按，以肚脐为中心，顺时针摩动，称为摩肚腹。当双掌位于侧腹部时，压于下的一只手的手指部用力回拉，压在上的另外一只手的掌根部用力回推，当摩动到另外一侧腹部时，原来压于上的手换到下面，用手指回拉，原来压于下的手换到上面，用掌根回推，如此反复摩动，动作宜缓，30~50次为佳。

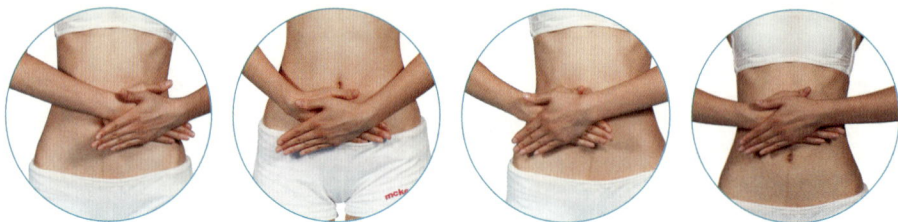

这样的回拉推按动作，不仅可以促进肠蠕动，还可以刺激与肚脐相平的两个与肠腹功能密切相关的重要穴位：天枢、大横。天枢约在脐旁三指宽，腹直肌的边缘；大横约在脐旁六指宽。

腹部按揉能保健养生，《黄帝内经》中早有记载，我国唐代名医、百岁老人孙思邈也曾经写道："腹宜常摩，可祛百病。"

摩腹可以使胃肠等脏器的分泌功能活跃，从而加强对食物的消化、吸收和排泄，明显改善大小肠的蠕动功能，可起到排泄作用，防止和消除便秘；睡觉前按揉腹部，有利于人体保持精神愉悦，有助于入睡，防止失眠。对于患有动脉硬化、高血压、脑血管疾病的患者，按揉腹部能平息肝火，使心平气和，血脉流通，可起到辅助治疗的良好作用。当然，按摩腹部也有明显的减肥效果，有小肚腩的朋友们更需要坚持按摩方可见效。

≫ 食疗瘦身 ≪

减肥并不需要节食，需要的只是改变你的饮食结构，不是不让你吃饱，只是调整一下口味，换一种新吃法而已。记住：所有低糖、低热量、高纤维、营养丰富的食物都有减肥的功效。

三鲜冬瓜卷

原料

冬瓜200g，火腿75g，香菇（鲜）75g，鸡蛋2~3个。

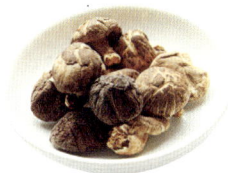

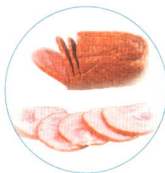

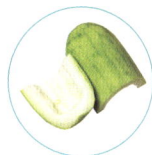

鸡蛋内放细盐、味精适量，少许生油，搅散。将锅洗净烧温热，找一块猪肥肉，擦一遍锅底（如果找不到肥肉也可以直接加入一些油，使之均匀沾满锅底），把蛋液倒入，晃动锅，使其均匀，烘成蛋皮，切成4.5cm宽、7.5cm长的长方片装盘备用。把冬瓜切成4.5cm宽、9cm长、厚约0.3cm的大薄片，用沸水烫软后再过冷水使之变凉，香菇去蒂切成薄片，火腿切成类似冬瓜的薄片；然后将一层冬瓜、一片香菇、一片蛋皮和一片火腿相叠并卷起来（冬瓜在最外层）用牙签扎住，一个一个排在碗中，碗内加少量盐和黄酒，用高汤浸没，上笼蒸15分钟入味，淋上香油即成。

山楂炒肉片

原料

鲜山楂片20g，猪瘦肉200g，植物油、盐、葱花、料酒、味精各适量。

制法

猪瘦肉切片，锅内放底油，加入肉片翻炒至微黄。加入山楂片，少许料酒，反复煸炒至肉成熟撒入盐，葱花、味精调味即可。

用法

分次食用，每日1~2次。

功效

滋阴健脾，益气消食，降脂减压。适用于高脂血症、高血压患者。

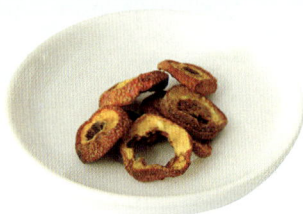

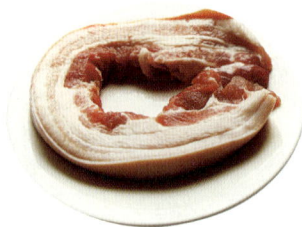

DIY 小品

山楂茶

原料：菊花10g，山楂20g。

制法：放入锅中加适量水，大火煮开后，改小火煮约10分钟滤去渣滓，用冰糖调味即可代茶饮用。

功效：可利水减肥，消除油脂。

❥ 草药瘦身 ❦

细腰身方

原料

新鲜桃花300g。

制法

桃花阴干，研成末，密闭保存。

用法

每天饭前服食3g左右，1日3次。

功效

可细腰身，令人面色红润光洁。

荷叶茶

原料

荷叶5g，山楂5g，生薏苡仁3g。

制法

沸水沏开代茶饮。

🍃 程博士说桃花

用桃花来细腰身，突出女性曲线美，主要是取**桃花**"走泄下降，利大肠"以排除"痰饮积滞"（《本草纲目》）的药效，药仅一味，方法简便，但是本方属峻利之品，只能用于体质壮实较胖的人，而且要掌握用量，出现大便稀溏时应停止服用，不可久服。

功效

可化食导滞、降脂减肥。适用于高脂血症、肥胖症患者。

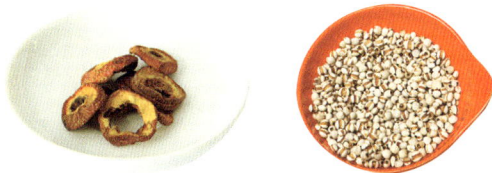

🍃 程博士说荷叶

不久前遇到一个趣闻，朋友的女儿问我为什么中药房没有荷叶卖，她说跑了几家不同品牌的中药店，得到的却是一个统一的答复"断货"？我十分奇怪，像荷叶这种常用中药怎么会断货呢？于是马上打电话给几位熟人所在的医院，发现并没有缺货的可能。于是告知她去医院买。没过几天，另外一个朋友解开了我的疑惑，其实不是没有荷叶卖，而是自从电视上播出荷叶减肥的方法后，药房就"卖怕了"，经常有患者一买就是好几斤，而荷叶的常备量总共也没有多少。经常是这样的患者买完荷叶刚走，别人就来抓有荷叶的方子，就没办法处理了。特别是到了夏季，防暑的、减肥的，动辄就有人大量购买，真是供不应求，药房想自己配点解暑的凉茶，都没有荷叶用，令人哭笑不得。

荷叶味苦、辛、微涩，性凉，归心、肝、脾经，具有消暑利湿、健脾升阳、散瘀止血的功效。主治暑热烦渴，头痛眩晕，水肿，食少腹胀，泻痢，白带，脱肛，吐血，衄血，咯血，便血，崩漏，产后恶露不净，损伤瘀血。中药现代研究结果表明，荷叶不仅可以清热解暑，还有降压、降血脂作用，是减肥的良药。荷叶中的生物碱有降血脂作用，且临床上常用于肥胖症的治疗。荷叶的减肥原理很简单，即服用后在人体肠壁上形成一层脂肪隔离膜，有效阻止脂肪的吸收，从根本上减重，并更有效地控制反弹。

听起来荷叶样样都好，特别针对现在的"三高"人群，其实并不是这样。服用荷叶也有禁忌，体型瘦弱、气血虚弱的人最好不要服用荷叶，以免加重体虚。

管住你的嘴，迈开你的腿

减肥的注意事项，大家估计都能说出一两条，特别是在这个流行"骨感美"的年代，纤体方法琳琅满目，有些似乎还相互冲突。其实这么多方法、妙招，归根结底离不开身体内部的调整、保养。我以为，只要"管住你的嘴，迈开你的腿"，想胖起来都困难。

1.
管住嘴——每餐定时定量，少吃零食，少吃或者不吃油腻、煎炸食品，杜绝各类甜腻的食物，多吃富含纤维素的蔬菜水果，比如芹菜、西红柿、萝卜、豆芽、冬瓜等，保证大便通畅。

2.
迈开腿——加强锻炼，针对每个人的身体特点选择适当的运动，并不是跑步机才能减肥；对于你而言，也许饭后散步、跳绳、爬山，才是更好的选择。

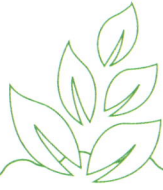

安神助眠篇

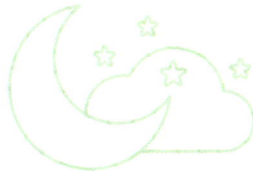

人的一生，

大约有三分之一的时间是在睡眠中度过的。

睡眠是人体的生理需要，

也是维持身体健康的重要手段。

它的保健作用大致有四：

促进生长发育，保护大脑，消除疲惫、恢复体力，增强免疫力。

然而有一些人却经常夜不成寐，或难以入睡，或睡而易醒，

往往伴有头昏、头晕、记忆力差、倦怠等症状，

严重影响了工作与学习。

你失眠了吗？

① 入睡困难。

② 不能熟睡，睡眠时间减少。

③ 早醒，醒后无法再入睡。

④ 频频从噩梦中惊醒，自感整夜都在做噩梦。

⑤ 睡过之后精力没有恢复。

⑥ 发病时间可长可短，短者数天可好转，长者持续数日难以恢复。

⑦ 容易被惊醒，有的对声音敏感，有的对灯光敏感。

⑧ 很多失眠的人喜欢胡思乱想。

⑨ 长时间的失眠会导致神经衰弱和抑郁症，而神经衰弱患者的病症又会加重失眠。

≫ 经络安眠 ≪

中医理论中，经络和睡眠有着密不可分的关系。经络运行着人体全身的气血，保持着身体阴阳平衡，如果气血不畅，阳不入阴，或阴不敛阳，都会造成睡眠障碍。因此，从经络理论中选择对睡眠起关键作用的穴位进行针灸保健，对睡眠有着非常直观且迅速的影响。如果没有条件去专业的针灸医生处接受针灸治疗，点按下面的穴位，也能达到为良好睡眠"保驾护航"的目的。

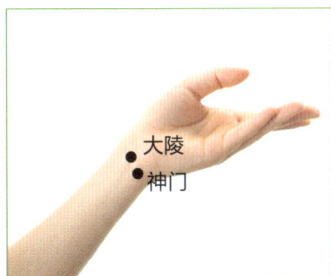

≈ 神门　大陵

📍 神门在腕掌侧横纹上，豌豆骨的下缘；大陵在腕掌侧横纹的中间，握拳时手腕部两条明显的肌腱之间。

💬 将一手拇指立起，用指尖点按另一手腕掌侧横纹处的神门穴和大陵穴，每穴各1分钟，左右手交替治疗各3次。

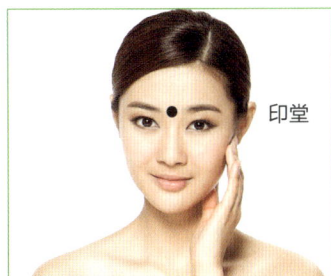

≈ 印堂

📍 在面额部，两眉头连线的中点。

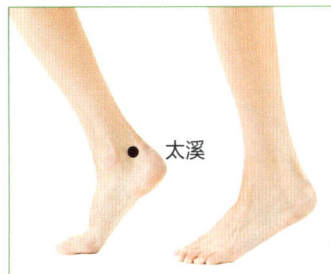

≈ 太溪

📍 在内踝尖与跟腱后缘之间的中点处。

💬 拇指指尖立起，用力掐按，使酸胀感向足跟部放散，每次点按3~5下，即可补益肾气。

TIPS

睡前梳前额

梳前额需要两人配合完成，被治者取坐位或仰卧位，施治者站其头后，将双手拇指微微立起，用拇指的指腹，自被治者面部正中两眉之间印堂穴起，交替按揉至前发际边缘处的神庭穴，按揉时用力要柔和，要先稍用力按下再轻轻揉动，以被治者感觉点按局部有轻微酸胀感为度，从印堂至神庭，再从神庭至印堂，反复按揉，至少10分钟，能缓慢入睡为佳。

❯❯ 食疗安眠 ❮❮

▎枸杞百合羹

原料

枸杞子、百合各15g，鸡蛋黄1个，冰糖适量。

制法

枸杞子、百合加水适量，同煮稠烂，加入搅碎的鸡蛋黄和冰糖，再煮片刻即可。

用法

每日服用2次。

功效

补肝肾，安心神。

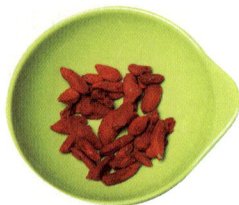

▎冰糖百合饮

原料

新鲜百合1个，冰糖适量。

制法

将百合煮熟后加入冰糖即可，还可以加入红枣。

功效

帮助入睡，减少噩梦，还可美容养颜。

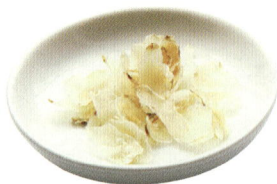

▌胡桃桂圆炒鸡丁

原料

胡桃肉30g，桂圆肉10g，嫩鸡肉200g，鸡蛋1个，香菜50g，姜、葱、胡椒粉、淀粉、白糖、酱油、麻油、食盐各适量。

制法

胡桃肉入油锅炸熟，切成细粒；桂圆肉洗净切细粒；鸡肉去皮洗净切丁，用胡椒粉、白糖、食盐拌匀腌渍；芫荽、姜、葱各切末；鸡蛋打入碗中加淀粉调成汁。油放入炒锅中烧热，下姜、葱末爆锅，加入鸡丁，炒片刻，加酱油炒至将熟时，下胡桃肉、桂圆肉炒至熟，再倒入鸡蛋汁炒至熟，最后撒芫荽末，淋上麻油炒匀即可。佐餐用。

功效

补肾健脾，养心安神。适用于心肾两虚之失眠健忘者。

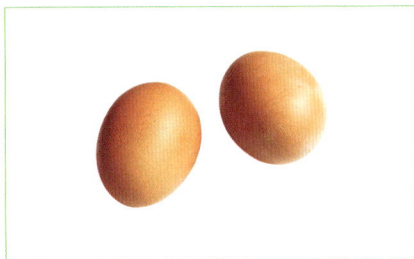

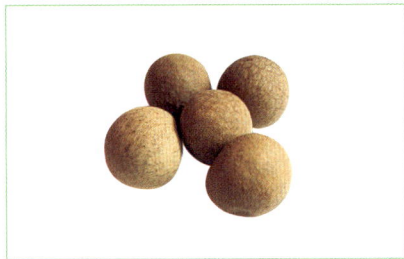

➢➢ 草药安眠 ➣➣

　　中医学认为，失眠是由五脏功能失调引起的，尤以心、肝、肾三脏为主。由于原因不同而有虚实之别：虚证多是由于虚火内扰、心肾不交引起，表现为惊悸、神疲、善忘、虚烦不眠等症状；而实证则多是由于惊恐或肝郁化火、肺热扰心、心神不宁引起，患者常有心烦、发热、惊恐或善怒、夜不得眠等症状。前者当用滋养安神之品，后者则以清肺平肝品调之。莲子、大枣、酸枣、百合、桂圆、山药、茯神等都是不错的安眠药。

粟米茯神粥

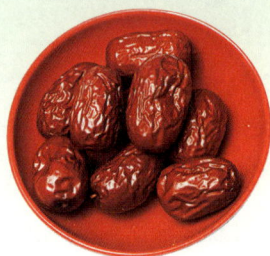

—— 原料 ——
大枣5枚，粟米50g，茯神10g。

—— 制法 ——
水煎煲茯神，滤取汁液，以茯神液与大枣、粟米同煲为粥。

—— 用法 ——
每日2次，早晚服食。

—— 功效 ——
健脾养心，安神益智。凡心脾两虚、惊悸怔忡、失眠善忘、精神不集中者皆适用。

甘麦大枣汤

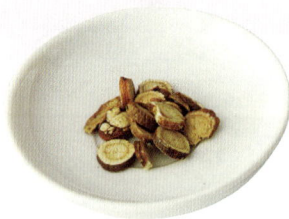

—— 原料 ——
甘草10g，大枣5枚，小麦10g。

—— 制法 ——
将上述3味药用冷水浸泡后，用小火煎，半小时一煎，共煎2次，合并煎液。

—— 用法 ——
每日2次，早晚温服，喝汤食枣。

—— 功效 ——
心气不足，阴虚血少，肝气郁滞所致的失眠盗汗、烦躁不安、悲伤欲哭者皆可食用本品。

改善睡眠，小事有功

在门诊中遇到不少失眠的患者，交谈过后常常发现大家似乎在不知不觉中把睡觉当成了一种任务，好像每天不睡够几个小时，就达不到"指标"，会生病一样。其实，睡眠的时间长短因人而异，可能对于不少人来说，8个小时的睡眠才是让你不舒服的根源，可你却认为是自己睡得不够好的缘故。

无论如何，高质量的睡眠都会给工作和生活带来美好的感受，尝试进行下面的活动，从日常的点滴小事开始改善你的睡眠吧！

1. —— 按时睡觉

研究发现，很多失眠患者最大的问题就是睡眠时间不规律，这些人常常说："以前我想什么时候睡着都行，可是现在却翻来覆去睡不着。"我们的身体是有生物钟的，不规律的睡觉时间会让你的身体"不知道什么时候应该休息"，因此一定要养成按时睡觉的习惯。

2. —— 睡前喝牛奶或者蜂蜜水

这两种食物对提高睡眠质量都有很好的效果，它能让你的心情逐渐平缓下来，更容易进入睡眠状态。

3. —— 看看无聊的电视节目

经常有朋友抱怨电视节目太无聊，这对失眠的你来说真是"天赐良机"。正因为当我们在专心致志地对待某件事情的时候，感觉不到疲劳，所以失眠的时候不妨看看无聊的电视节目，让你"无法专心致志"，使身体感到疲劳而进入睡眠。

4. —— 睡眠是你的本能

很多失眠患者对床铺有所畏惧，甚至一躺下就开始祈祷"今天晚上不要失眠"。其实对生活中偶尔遇到的失眠经验，不必过分忧虑，相信自己的身体自然会调节适应。睡觉是你身体的本能，纵然因为一些这样那样的原因，可能你一两夜没有睡眠，但这并不会对你造成多大的影响。但是偶尔的失眠如果诱发了你"担心会再失眠"的心理，到夜晚就愈加难入睡了。

5. —— 适度运动

有些人想用睡觉前运动的方法来引导睡眠，认为活动累了，身体疲倦，自然就能睡着。的确，每天保持半小时至一小时的运动，可以灵活身体各部器官，对调整心态、治疗失眠有好处；但切记睡觉前不可做剧烈运动，剧烈的运动反而会让你的神经兴奋起来，更难入睡。

6. —— 忌服安眠药物

药物治疗失眠似乎已经历史悠久，但是我还是建议大家不要服用安眠药，如果重度失眠，也要在医生的指导下服用药物，切记私自服药。安眠药是一类对中枢神经系统产生抑制，从而达到镇静和催眠的作用。长期服用安眠药对人体有许多危害。研究表明，失眠病史较长，并长期服用安眠药物，极易引发内分泌的紊乱，并出现头痛、痤疮、脾气急躁、易怒等一系列症状。因此，如果不在治疗失眠的同时针对引起失眠的根本原因进行全身调节，不仅失眠症状会因各种诱因而复发，长此以往还会导致月经不调、精神焦虑或抑郁等更严重的疾病。

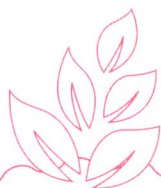

美足攻略篇

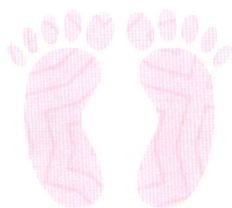

俗话说: **"千里之行，始于足下。"**

过去大家最重视的是脸部皮肤的护理，

而现如今，

随着一波一波的养生保健潮流，护理的重心已经逐渐下移，

足部保养不仅仅能让你从头美到脚，

对全身的美容保健也大有好处。

中医认为经络是运行气血的通道，

人体的脏腑、四肢、官窍及皮肤以经络为联系而成为一个有机体。

而脚掌——这个狭小的空间就汇集了身体一半的经络。

当脏器发生病变时，可从足部找到异常表现的情况，

如不规则的小硬块、某个部位感觉异常等，

由此划分了足部与人体脏腑器官相应的反射区。

西医学的研究证明了这一点:

人的衰老是从脚开始的。

在脚掌上密布了许多血管，

有科学家把脚掌称为人的"第二心脏"。

脚掌上有无数的神经末梢，与大脑紧密相连，

当身体的某一器官发生病变时，

在足部相应敏感的位置就会出现疼痛反应，

而当刺激这些敏感位置时，疾患将得到一定程度的缓解。

⫸ 经络美足 ⫷

　　人体的十二经脉中有六条经脉到达足部，而足部的38个穴位中，很多穴位的治疗功效与足部反射区的解剖位置相一致。因此，脏腑功能改变可以反映于足部，而推拿足部的穴位可以促进气血流畅，协调脏腑功能。刺激足部有关穴位，不仅可以使发生异常的脏腑关系在新的基础上得到重新调整，使脏腑功能得到恢复和增强，也从根本上改善了身体的状态。

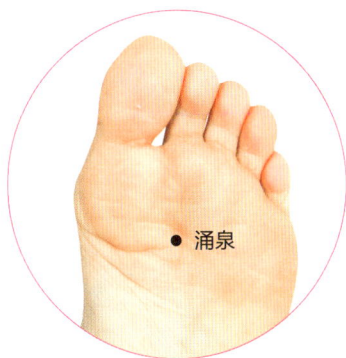

≈ 涌泉

📍 在足心凹陷处，卷足心时，足底会出现一个明显的"人"字形沟，涌泉就在人字沟的顶点。

💬 双手掌用力擦涌泉穴，先左后右，以足心发热为度，各做30~40次。此法能够补肾益精、健脑养神。

≈ 内踝尖

📍 在内踝尖上（左右共二穴）。

💬 操作时两手点揉内踝尖穴30~40次。此法能够理肝气，疏经络，祛风湿。

≈ 太白

📍 在足内侧缘，当足第1跖趾关节后下方赤白肉际凹陷处。

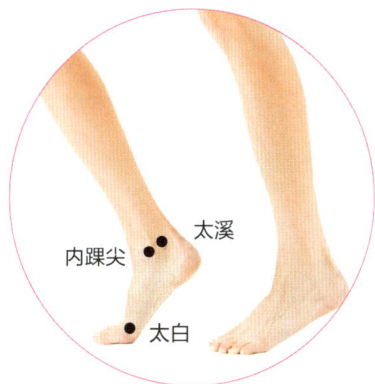

≈ 太溪

📍 在内踝尖与跟腱后缘之间的中点处。

💬 拇指指尖立起，用力掐按，使酸胀感向足跟部放散，每次点按3~5下，即可补益肾气。

食疗+草药——美足DIY

美白敷足方

原料

牛奶、蜂蜜、橄榄油、柠檬汁各适量。

制法

将牛奶、蜂蜜、橄榄油1:1:1混合，再加入少许柠檬汁调制成黏稠膏状，均匀地涂在温水浸泡后的双脚上，用保鲜膜将脚包起来，再用热毛巾裹在外面保温，10分钟后清洗干净即可。

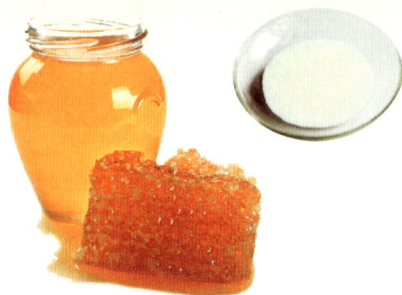

生姜护足浴

原料

生姜一大块，柠檬2只。

制法

生姜捣碎，柠檬切片，加适量水煮沸后倒入浴盆中，将双足浸泡半个小时。

功效

舒缓压力，滋润美足。

苹果醋护足浴

原料

苹果2只，醋半杯。

制法

将苹果捣烂与醋一起放入浴盆中，将双足浸入。

功效

对修复夏天晒伤的足部皮肤有较好疗效，亦可防止脱皮。

玫瑰油护足浴

原料

干玫瑰花12g，香油1碗。

制法

将玫瑰花放入香油中煮约3分钟，待冷却后用瓶子贮存。每次泡脚时取两茶匙放入浴盆中。

功效

使足部气血流通，皮肤润滑细致，且能减少足部过敏。

家庭美足123

一、初级美足

1. 清洁

美足、护足的第一步自然是清洁，足部的结构和皮肤相对比较特别，可以使用足部脚擦、脚形清洁刷等，把每个脚指头缝儿里都清洁得干干净净，再用天然浮石、去死皮刀去除多余的死皮、脚垫等，这样足部才能彻底吸收给它的养护成分。

2. 干爽

有些人双足爱出汗，有些人或有真菌，这些人需要的足部护理比别人要多些。可以使用有针对性的护理产品，如足浴露、除臭防菌浴盐、除臭防菌喷雾、薄荷爽脚粉、止汗除臭足部喷雾等。

3. 防护

脚部在过量的运动后以及高跟鞋的伤害下，很容易受损。可以适当使用脚跟鞋枕、护理脚部护垫等，这些都可以减轻鞋子对脚的伤害。另外不要长时间穿高跟鞋，舒适合脚的鞋子最护脚。

二、美足进阶——自己按摩

要想拥有美足，首先要使足部健康。可以自己按摩或者使用脚底按摩器，都可以刺激双脚的穴位，促进脚部血液循环，使得劳累了一天的双脚彻底放松。

三、器械辅助——家庭足浴

随着足疗之风的兴起，各种各样的家庭足浴器出现在商场的柜台中，选择一个安全、稳定、使用方便的足浴器固然很重要，但是家庭足浴可不仅仅是简简单单的泡脚，全面地了解足浴知识对身体健康大有帮助。

首先，足浴的水温以40~50℃为宜（市场上售卖的自动加热足浴器即可满足保持水温的要求），也可以加入针对身体症状而选择的药液，水量以淹没脚的踝部为宜，每次浸泡30分钟左右。洗完后，不要晾干，用干毛巾擦干，足浴后30分钟内就寝为宜。

此外，一定要记住饭前、饭后30分钟内不宜进行足浴，饭前足药浴会抑制胃液分泌，对消化不利，饭后立即足浴可造成胃肠的血容量减少，影响消化。

丰
胸
篇

乳房美丽的标准在不同的年代、

种族，因人们的审美观点不同，

而有所差距。

不管哪种文化，

人们的审美观点如何变化，

丰满的乳房才是真的女性美，

这点是不会改变的。

美丽丰满的乳房不仅赐予女性外在的魅力，

同时也提升了女性的幸福指数。

很多人都无法忽视它的存在，

更知道它的重要性，

因此各种丰胸手段层出不穷。

那么，如何正确安全有效地丰胸呢？

下面给大家介绍几种绿色天然的丰胸方法，

只要长期坚持就会取得一定效果的。

❧ 经络丰胸 ❧

中医认为，乳房属胃属脾，乳头属肝经。因此，要乳房发育良好，需要从肝和脾胃着手。传统经络按摩疗法，通过按压相关的穴位，从而刺激腺体和内分泌，令脑垂体释放激素，作用于卵巢，反馈性激活乳腺细胞，就能促进乳房发育。同时这种刺激也把血液引流到胸部，给乳腺输送营养，以达丰胸的功效。

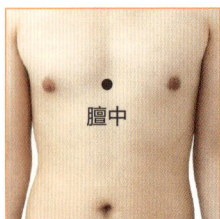

≈膻中

📍 膻中穴位于胸部，当前正中线上，平第4肋间，两乳头连线的中点。

≈乳根

📍 在胸部，当乳头直下，乳房根部，第5肋间隙，距前正中线4寸。

💬 此穴可以通乳化瘀，宣肺利气。

≈期门

📍 在胸部，乳头直下，第6肋间隙，前正中线旁开4寸。标准身材的女性，乳头正对的大约是第4肋间，所以自行向下摸两根肋骨后点到处就是期门穴。

💬 期门是肝经的最上一穴，也是肝经的募穴，古代医家认为"水湿之气由此输入肝经"，常按可疏肝健脾、和胃降逆。

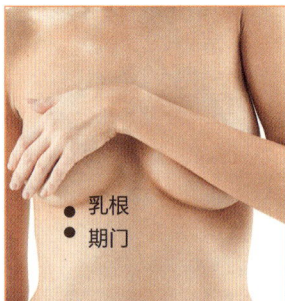

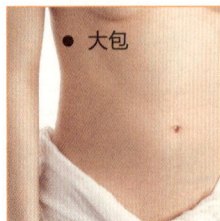

≈大包

📍 右侧胸部，腋中线上，当第6肋间隙处。

💬 此穴可用艾灸法，一般艾炷灸3~5壮；或艾条灸5~10分钟。

刮痧拔罐也能美乳

1. 沿脊柱方向刮拭背部膀胱经双侧，然后刮拭与乳房同水平段的脊柱和两侧的背肌，也就是通常所说的肩胛部位。为了取得理想的效果，在刮拭时应注意寻找压痛点，对该处进行重点刮拭。

2. 刮痧结束后，在背部出痧较多部位拔上火罐，留罐10~15分钟。结束后，饮用200~300ml热开水，以助血液循环，加速新陈代谢。

≫ 食疗丰胸 ≪

营养学家认为种子、坚果类食物如含卵磷脂的黄豆、花生等，含丰富蛋白质的杏仁、核桃、芝麻，富含维生素A的食物如花椰菜、甘蓝菜、葵花子油等有利于激素分泌，富含维生素B族的食物如粗粮、牛奶、猪肝、牛肉等有助于激素的合成。这些都是良好的丰胸食物，能够帮助乳房发育。另外，玉米被称之为"最佳丰胸食品"。但是需要注意，平时要少吃油炸、辛辣等刺激性食物，不宜食用过多甜品。

▌木瓜炒牛肉片

原料
木瓜1个，牛肉3两，酱油、料酒适量，油3汤匙。

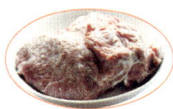

制法
生牛肉切片，加酱油、料酒，腌半小时；木瓜去籽切丁。油烧热，腌好的牛肉片以大火快炒40秒，把牛肉盛出来，木瓜丁在油中快速翻炒几下，然后将木瓜盛入盘中，牛肉片铺在木瓜上，即可食用。

▌青木瓜炖鱼头

原料
青木瓜1只（约12两），鱼头半个（约12两），盐2小匙 。

制法
鱼头洗净剁成小块，木瓜去籽、切成块。锅内加油烧热，鱼块拭净下锅，炸至金黄捞起，沥干油渍。另起锅，放入鱼头和木瓜，加水至淹没材料，以大火煮开后改为微火，炖至木瓜熟透，加盐调味即成。

🔥 程博士说木瓜

　　木瓜所含的蛋白酶可促使人体利用蛋白质，促进组织发育，发达乳腺，修正性激素，丰胸美乳，所以木瓜一定要和富含蛋白质的肉类同煮。

🌿 DIY 小品

- **木瓜玫瑰丰胸茶**

　原料：玫瑰花、木瓜片、冰糖（量依个人喜好斟酌）
　　　　适量。

　制法：将木瓜片、玫瑰及冰糖一起置入壶中，以热水
　　　　冲泡即可饮用。

　功效：有效消除水肿，补血丰胸。适用于先天性体质
　　　　虚弱、气血不足，导致胸部平坦的女性。

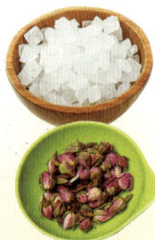

❧ 草药丰胸 ❧

▍参芪玉米排骨汤

──── **原料** ────

党参、黄芪各9g，玉米2个，小排骨250g。

──── **制法** ────

玉米洗净，剁成小块，排骨以热水氽烫。后将上述材料放入锅内以大火煮开后，再以小火炖煮40分钟，起锅前加入盐调味。

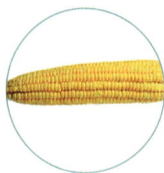

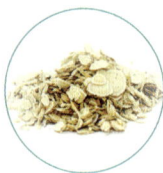

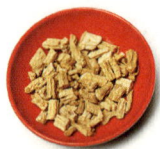

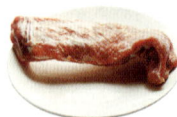

蒲公英当归炖乌骨鸡

原料

蒲公英9g，当归9g，乌骨鸡腿1只，盐适量。

制法

蒲公英加6碗水熬成汁，以大火煮开，转小火煮5分钟，去渣留汁。鸡腿剁成小块，汆烫捞起，加入蒲公英汁中，放入当归，以大火煮开，转小火炖至鸡肉熟烂，加盐调味即可。

功效

清热解毒，通畅乳腺，舒缓胸部发育的肿痛，还可益气造血，调节子宫功能，能影响女性雌激素，刺激胸部发育。

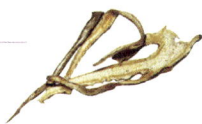

丰胸"小动作"

① 将双手放在胸前，互相扣在一起，左右用力向相反方向拉开约 10 秒钟左右。反复 5～6 次。

② 站在桌旁，将手肘伸直，撑在桌面上，重心放低，身体慢慢向后仰，持续 5 秒。

③ 将右手放在靠近左腋窝下侧，与左胸部呈同一水平线的位置；同时将左手放在胸部的左侧，左手拇指与右手在同一高度，其他手指并拢指向下，然后把胸部从左边向中心推挤；右手向身体的中心缓慢移动，然后左手从胸部下方开始按顺时针方向按摩。

TIPS

产后丰胸的技巧

1. 不管以前胸部如何完美，妊娠期必须每天佩戴胸罩给逐渐变大的乳房提供良好的支撑；在选择胸罩上尺码适合很重要，胸罩太紧会压迫乳房，影响乳腺的二次发育；太松则起不到撑托的效果。

2. 涂些天然的丰胸护肤油，既能保护乳房皮肤，又能减小摩擦力。

3. 保持乳头清洁，用植物油（橄榄油、麻油、豆油）涂敷乳头，使表面的积垢和痂皮软化，再用温水洗净。

4. 宝宝断奶后，不要迅速减肥，把塑身计划的时间延长到一年以上，避免因减肥不当而造成胸部"缩水"。

5. 坚持每日按摩胸部：双手由内向外围绕乳房画圈20次，再反方向做20次；五指张开，两手轻柔提抓乳房，每侧15次以上。

6. 发现乳房有下垂趋势，及时使用健胸方法按摩。

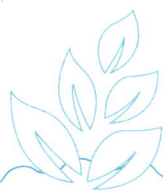

延缓衰老篇

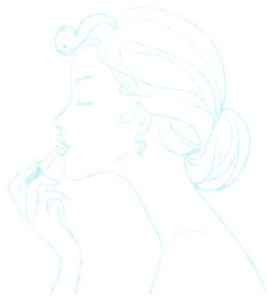

调查显示：30多岁的白领女性中，27%的人存在不同程度的早衰现象。

她们自诉身心疲惫、体重攀升、

烦躁失眠、皮肤干燥、月经紊乱，

衰老似乎在一夜之间发生了；

而越来越多的女性30岁时就出现闭经现象更令人恐慌。

衰老，自古就被人类所关注。

近百年来，人类不断借助科学技术对"衰老"这一现象进行研究。

据统计，迄今为止，

有关衰老的学说就不下200种，

这不仅说明人类对自身认识的增加，

也表明了对人类而言，

"衰老"仍旧是谜一样的存在。

中医抗衰老的历史十分悠久，

从先秦时期开始，

许多医家就提出了各种各样预防衰老的理念和方法，

《黄帝内经》记载要"法于阴阳，和于术数，

饮食有节，起居有常，不妄作劳，

故能形与神俱，而尽终其天年，度百岁乃去"，

即要求人们顺应自然，养性修身，

注意饮食起居，在工作、生活上劳逸结合，量力而为。

经络抗衰老

经络保养是延年益寿的有效方法之一。通过按摩，疏通经络，可以调和营卫，运行气血，促进机体的新陈代谢，协调脏腑功能，增强机体的抗病能力。中医学认为人体的衰老与肝、脾、肾有着密不可分的关系，肾为先天之本，脾胃为后天之本，女性又有"以肝为后天"之说，所以精选肝、脾、肾三条经络的原穴，再配以能够固本培元、抗衰老的足三里、关元、膻中三穴，达到祛病强身、延年益寿的效果。

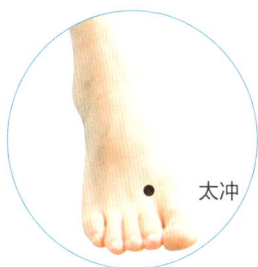

≈太冲

📍 在足背面，从第一、二脚趾中间向后轻轻按压，能摸到明显的骨间隙所造成的凹陷，就是太冲穴。准确说，在第1跖骨间隙的后方凹陷处。

💬 此穴是肝经输穴、原穴，可以平肝息风、清肝明目，常按此穴，对头晕、腹胀、高血压、月经不调也有很好的治疗效果。

≈太白

📍 在足内侧缘，当足第1跖趾关节后下方赤白肉际凹陷处。

≈太溪

📍 在内踝尖与跟腱后缘之间的中点处。

💬 拇指指尖立起，用力掐按，使酸胀感向足跟部放散，每次3~5下点按，即可补益肾气。

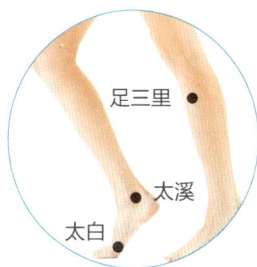

≈足三里

📍 取足三里时先要找到它上面的犊鼻穴，当我们屈膝时，髌骨与髌骨下方的韧带（髌韧带）外侧凹陷内就是犊鼻穴，自犊鼻向下约一掌，旁开胫骨前缘一横中指宽，即为足三里穴。

💬 用力点按此穴，会有明显的酸麻胀感，并向膝部或沿小腿向下放散。点按1分钟后可略放松，改点为揉，1分钟后再施点法，如此反复3~5次。

≈关元

在肚脐下3寸。

本穴推荐采用艾灸法，点燃艾条熏灸，每次10～15
分钟，同时也可配合灸腹中线（任脉）。如果觉
得用手拿着艾条太累了，也可以采用隔姜灸
的方法，即切一片稍微厚一点的姜片，将大
约10～15分钟能烧完的艾绒用手捏成圆锥状，
姜片放到所要灸的穴位上，再将圆锥状的艾绒
放到姜片上，将艾绒引燃，等艾绒完全熄灭后即
可。

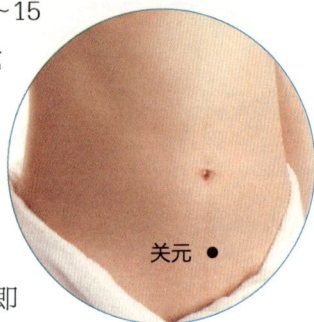

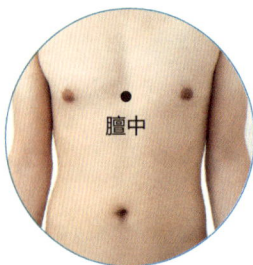

关元 ●

膻中

≈膻中

位于胸部，当前正中线上，平第4肋间，两乳头连线
的中点。

≫ 食疗抗衰老 ≪

▌榛子粥

- 原料 - 榛子适量，粳米50g，蜂蜜少许。

- 制法 - 将榛子用水浸泡去皮，水磨滤取其浆汁，与粳米同入锅，加水适量，
大火烧开再用小火熬煮成粥。食用时调入蜂蜜即可。

- 功效 - 益气力，宽胃肠，温中止泻。

双菇竹笋汤

原料

竹笋50g，水发香菇50g，鲜蘑菇40g，绿叶菜适量，西红柿50g，精盐、味精、香油、高汤适量。

制法

竹笋洗净去两头切长方块。蘑菇切片。水发香菇洗净，切片。西红柿去皮，切片。绿叶菜洗净切段。砂锅下油烧至五成热，加高汤、香菇、蘑菇、竹笋、西红柿烧沸后，再加精盐、味精、姜末，待汤汁沸后投入绿叶菜略烧一下，淋上麻油装碗即成。

功效

健肌润肤，抗衰老。

程博士提示

竹笋、香菇、蘑菇均为山中珍品，配以西红柿组成此菜，含有较高的碳水化合物、蛋白质、微量元素、多种维生素等，能健肌润肤，提高人体免疫力，是理想的健美抗衰老保健菜肴。

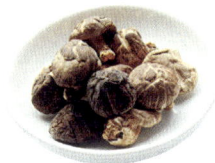

≫ 草药抗衰老 ≪

中药之所以能够对疾病产生治疗作用，都是因为它有着一定的偏性，所以运用药物进行养生、抗衰老，就要遵循一定的法则，根据个人的体质、生活环境、天气状况，以及所患疾病的具体情况来进行选择，合理服用，才能达到保健延寿的效果。

杞子熘黄鱼

原料

大黄鱼750g，枸杞子20g，冬笋50g，香菇（鲜）9g，蒜薹100g，鸡蛋75g。

程博士提示

黄鱼含有丰富的蛋白质、矿物质和维生素，具有健脾开胃、安神止痢、益气填精之功效。**冬笋**是一种营养价值很高并具有医药功能的食材，质嫩味鲜、清脆爽口，含有蛋白质和多种氨基酸、维生素。此菜对贫血、体质虚弱的人尤其滋补，经常食用可起到延年益寿、抗衰老的作用。

制法

先将枸杞子、香菇、冬笋、蒜薹洗净，香菇、冬笋切成片，蒜薹切成小段，黄鱼处理干净后用鸡蛋挂糊（鸡蛋打破入碗，加入粉芡后搅成糊，抹匀鱼身两面）；锅置旺火上，放入油，烧至七成热时，手提鱼尾顺入锅中，将鱼炸成金黄色，把多余的油盛出，锅中加入适量高汤及香油、酱油、黄酒、白糖，用文火收汁，加入少量水淀粉，见开即加入醋、味精，铲匀起锅即成。

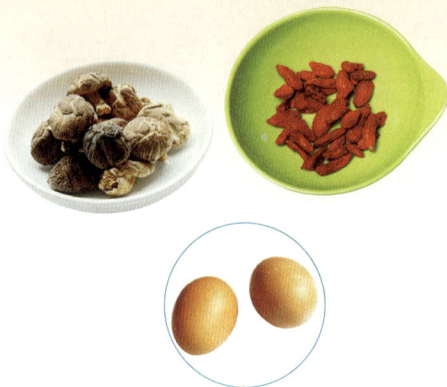

杞药花胶煲老鸽

原料

花胶（即鱼肚）80g，鸽子1只（约300g），山药15g，枸杞子20g，枣（干）30g，生姜适量。

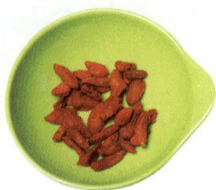

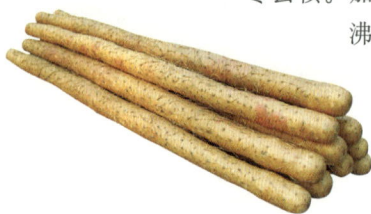

制法

花胶先浸透发开用水洗净，切块后放入滚水中煲2小时，沥干；老鸽去毛，去内脏。山药、枸杞子、生姜和红枣用水洗净，生姜、山药去皮，切片备用，红枣去核。加适量水，猛火煲至沸腾，放入以上整理好的花胶、老鸽、山药、枸杞子、生姜、红枣，改用中火继续煲4小时，加盐调味即可。

💧 程博士提示

花胶是海味八珍之一，味道鲜美，营养价值很高。从中医上讲花胶具有补肾益精、滋养筋脉、止血、散瘀、消肿之功；**鸽子**含有优质的蛋白质、磷脂、铁、钙、维生素A、维生素B$_1$、维生素D等营养成分；**山药**含有皂苷、蛋白质和氨基酸、维生素C等营养成分以及多种微量元素。

食用此汤，可延缓衰老，使皮肤富有弹性、光滑、水润，可减少皱纹的出现。尤其适合四肢无力、头晕眼花、面黄肌瘦、虚弱多病及产后之人。

"加减乘除" 抗衰老

　　曾经有这样一种比喻：我们的健康就好像一家银行，收支平衡才能稳固，不断发展。每做一次养生保健就像增加了一次"收入"，而工作和生活的重担又在不断"支出"，出大于入是现代人们普遍的健康问题，即将消耗殆尽的健康存款，预示着疾病的来临。

　　延缓衰老的保健方法有很多，在这里向大家推荐我一直坚持的"加减乘除"法。

❶ 加：合理、规律地加强营养，加强体育锻炼，荤素搭配，多吃蔬菜水果，让身体得到每日必需的营养成分。给工作和生活加个计划表，每一天都合理规划，利用好时间。

❷ 减：减少可能引起疾病的任何因素，远离烟酒，饮食清淡，减少脂肪和糖类的摄入，科学摄取盐类。减少工作中不必要的应酬，劳逸结合，张弛有度。

❸ 乘：简单说就是"一石二鸟"，做事安排要选取最优组合，如做家务时可以听音乐，舒缓情绪；出门时如路程不远的话坚持步行，既锻炼了身体又环保，还呼吸了新鲜空气。

❹ 除：扫除烦恼，心态乐观。不要把所有紧张、焦虑、烦恼、忧愁都藏在心里，可以找朋友知己聊聊天，叙叙旧，或者与爱人分享，用自己喜欢的途径解除忧愁，保持心情愉快。

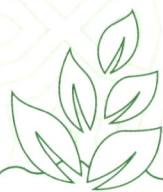

玉手护理篇

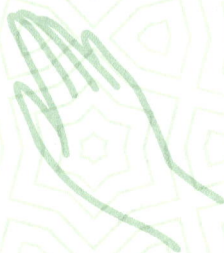

"红酥手，黄藤酒，满城春色宫墙柳……"

每每读到这句词，都仿佛看到一个面目不清的女子站在面前，

她有一双美丽的手，十指尖尖如青葱，

举手投足间透着袅袅情韵……

世间的女子皆盼望有一双纤纤素手，

记得有位女性友人告诉我：

"看女人的年龄，
就要看她的手，
手是女人的第二张脸。"

可以说，女性无论美丑，

每天保养手的时间是非常有限的。

可忙碌的工作、紧张的生活，

几乎每时每刻都要用到双手，

所以手部的皮肤往往最粗糙、

最先衰老，特别是秋冬季节，

外界环境更是让手部皮肤"雪上加霜"，

手上的指甲常常粗糙无光。

让我们现在开始为拥有一双美丽的手来执行护理计划吧！

➳ 经络护手 ↞

　　脸上有没有新长出来的"痘痘"？毛孔、细纹等等不美观的皮肤问题有没有完美地遮住？头发够不够飘逸？着装是否合适？——每位女性步出家门前，都会对着镜子仔细地审视自己，但常常忘记了一个最重要的部位，那就是手。

　　和朋友见面握手，粗糙的感觉会令人意想不到的尴尬。做做简单的按摩，可促进手部的血液循环，改善粗糙的皮肤，消除浮肿，还你"舒适"的手感。

≈神门　大陵

📍 神门在腕掌侧横纹上，豌豆骨的下缘。大陵在腕掌侧横纹的中间，握拳时手腕部两条明显的肌腱之间。

💬 将一手拇指立起，用指尖点按另一手腕掌侧横纹处的神门穴和大陵穴，每穴各1分钟，左右手交替治疗各3次。

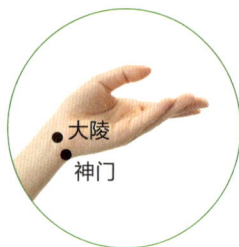

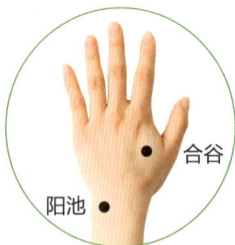

≈阳池

📍 在手腕背部的横纹中，指伸肌腱的尺侧凹陷处。俯掌，于第三、四掌骨间直上与腕横纹交点处凹陷中取穴。

💬 本穴可清热通络，通调三焦，益阴增液。另外，本穴对改善手脚冰冷的症状也有非常好的效果。

≈合谷

📍 将手掌伸直，拇、食指分开，在第二掌骨的中点边缘处取合谷穴。

💬 将另一手拇指立起，用指尖沿第二掌骨中点骨边用力按下，持续1分钟，此时会感觉到明显的酸胀或酸痛感，甚至会向手指或手腕部放散。

≈腕骨

📍 在手掌尺侧，当第5掌骨基底与钩骨之间，赤白肉际凹陷处。

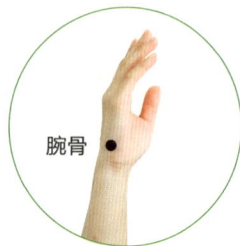

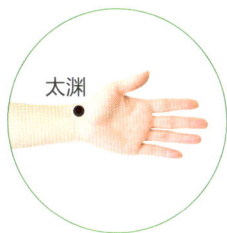

太渊

≈太渊

📍 在手腕内侧横纹处可以摸到桡动脉搏动，即太渊穴。

❧ 食疗+草药——护手全方位 ❧

手部皮肤护理

▎自制护手膏

—— **原料** ——
黄瓜半根，鸡蛋黄1个，橄榄油1汤匙。

—— **用法** ——
睡前涂在手上，用保鲜膜包好双手（不用太紧，如果不习惯的话可以选择戴棉质手套），直到第2天早晨洗净，能令双手变得滑爽滋润。

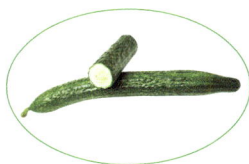

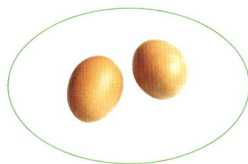

—— **制法** ——
将黄瓜捣烂，加入蛋黄搅匀，再加入1汤匙橄榄油。

你身边的手膜

TIPS

手膜是什么？恐怕爱美的你早已心知肚明，有些女性朋友觉得手膜的效果并没有美容师宣传得那么夸张，但其实手膜是很有必要的，就好像面膜一样，把湿润且富含营养物质的手膜敷在手上，再在手上覆盖一层薄膜，营养物质和水分就可以缓缓地渗入皮肤深层，手部皮肤便会重新变软，弹性增加。在按摩后，手部毛孔张开，血液循环加快，手部就得到了深度的滋养。用身边随手可拿的小食材试试自己制一款手膜吧，既便宜又能有效护手，何乐而不为呢？

A 牛奶手膜

喝完牛奶或酸奶后，将瓶子里剩下的奶抹到手上，约15分钟后用温水洗净双手，这款手膜有很好的去角质和美白肌肤的作用。

B 鸡蛋手膜

鸡蛋1只，去黄取蛋清，加适量的牛奶、蜂蜜调和，均匀敷手，15分钟左右洗净双手，可去皱、美白。

C 美白手膜

少许白砂糖和几滴柠檬汁调和，每次洗手后用来搓手，在双手上涂上厚厚的一层，并配合简单的按摩，15分钟后将双手清洗干净。此手膜有明显的美白功效。

指甲护理

是不是光注意手部皮肤而忽视了指甲呢？中医认为，指甲是气血交汇集中的地方，与人体的五脏六腑、气血经络都有密切的联系。指甲可以反映身体的健康、营养程度，千万不要小瞧了指甲的重要性。健康润盈的指甲还是纤纤玉手不可替代的点睛之笔。而指甲干裂、粗糙无光等都是身体在敲警钟。

美甲食材：核桃、生地，可以滋补肝肾；富含蛋白质和维生素A、D的食物，如牛肉、动物肝脏、蛋类、鱼类、水果蔬菜等。

生地粥

原料 鲜生地黄25g，大米100g。

制法 生地黄细切后，用适量清水在火上熬沸约半小时，滤汁，依前法再熬一次后去渣，与前药汁合并，再浓缩为50～100ml备用。将煮好的白粥趁热掺入生地汁搅匀，可佐适量调味品矫味。

善待你的指甲

① 不能过于频繁地美甲。指甲表层有一层像牙齿表层釉质一样的物质，能保护其不被腐蚀。美甲时把指甲表层锉掉，手指就失去了保护层，对酸性或碱性物质的腐蚀失去抵抗力。因此经常美甲会引起指甲断折，颜色发黄或发黑。

② 慎用美甲产品，指甲油要少用。一些美甲产品含有挥发性溶剂，如酒精和甲醛，它剥夺了健康指甲所需的重要营养成分，因此要慎选甲油和去甲水，最好选用无丙酮（Acetone-free）成分的去光水，因为丙酮除了让指甲变得脆弱之外，还会在指甲上留有一层白色雾状物。

③ 随时按摩。闲暇时按摩指甲周围，可以促进血液循环，提供给指甲更多的养分，让它焕发原本的光彩。

TIPS 从指甲看健康

　　在指甲下方五分之一处，出现一条白色弧形的痕迹，这就是半月痕，也有人称之为小月亮或小太阳。从中医来讲，一个人手指甲上的月牙是阴阳经脉界线，是人体精气的代表，反映人的精力、元气充足与否，故也称为健康圈。

如果弧度大、光泽好，表明此人的气血比较丰盛；如果月牙变小或逐渐消失，说明人体的气血衰退，身体状况不如从前。

下面一起来了解一下不正常的半月痕。

1 半月痕越少，表示精力越差，体质越寒，也就是免疫力弱，身体手脚易寒冷。

2 半月痕面积

（1）半月痕面积小于指甲五分之一，则表示精力不足，肠胃吸收能力差。如半月痕突然晦暗、缩小、消失，往往表示患有消耗性的疾病、肿瘤、出血等。

　①小孩子没有发育之前，是没有半月痕的。

　②大人夜生活、性生活过多，半月痕会消失，也很难再长出来。

（2）半月痕大于五分之一时，多为心肌肥大，易患心脑血管、高血压、中风等疾病。

3 半月痕的颜色

（1）**奶白**——表示正常，这类人精力强壮，体质好，身心健康。

（2）**灰色**——表示精弱，影响脾胃消化吸收功能的运行，容易引起贫血，疲倦乏力。

（3）**粉红**——与甲体颜色分不清，表示脏腑功能下降，体力消耗过大，容易引起糖尿病、甲状腺功能亢进症等病。

（4）**紫色**——表示血液循环不良，供血供氧不足，易出现头晕、头痛、脑动脉硬化等症状。

（5）**黑色**——多见于严重的心脏病、肿瘤或长期服药引起药物和重金属中毒。

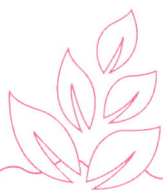

调理痛经篇

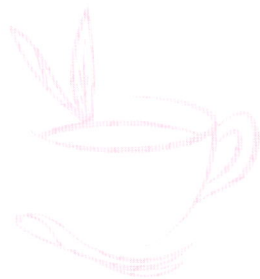

月经可谓是女性的"老朋友"了，

女性的一生平均会有 400 次月经，

如果以每次经期持续 5 天来估算，

则将有约 67 个月（也就是 5 年半以上的时间）是处在生理期了。

然而伴随生理期而来的痛经，

也是困扰女性最多的"副"作用，痛经虽不能致命，

可它所带来的痛苦，

女性朋友却是深有体会的。

据英国一家医学权威机构调查报告指出，

全球女性中 80% 有不同程度的痛经。

牛津大学妇科专家肯尼迪博士在英国科学成就学会会议上说：

"2/3 女性患上痛经，

其中 3/4 病发后无法工作。"

有不少女性甚至错误地认为，

痛经是月经周期的自然部分。

一般认为痛经多由情志不调（恼怒、抑郁等）、

经期受寒、湿热下注、气血虚弱、

肝肾亏虚等原因引起。

虽然我们可以尽量远离这些疼痛的导火索，

但有时候确实也避之不及。

一旦发生疼痛，

除了依赖止痛药，

我们能否做些什么来帮助自己顺利渡过难关呢？

经络调理

痛经最早记载于医圣张仲景的《金匮要略》："带下，经水不利，少腹满痛……"。建议女性朋友在经期前和经期后分别按压以下穴位来调理身体。

经前开四关

四关，指双手虎口处的合谷穴、双脚对应位置处的太冲穴。这四个位置是人体气机通畅的关键位置，按之有助舒畅心情，舒缓抑郁或发怒的情绪，从而调畅气血，缓解经期疼痛。

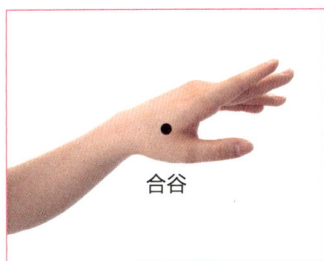

合谷

≈合谷

将手掌伸直，拇、食指分开，在第二掌骨的中点边缘处取合谷穴。

将另一手拇指立起，用指尖沿第二掌骨中点骨边用力按下，持续1分钟，此时会感觉到明显的酸胀或酸痛感，甚至会向手指或手腕部放散。

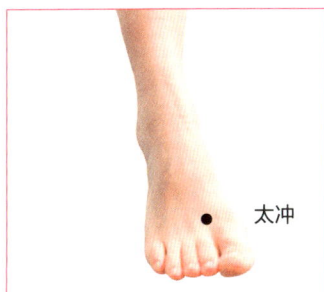

太冲

≈太冲

在足背面，从第一、二脚趾中间向后轻轻按压，能摸到明显的骨间隙所造成的凹陷，即为太冲穴。解剖学位置在第1跖骨间隙的后方凹陷处。

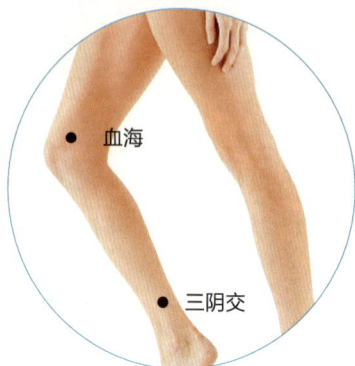

≈血海

📍 大腿内侧，髌底内侧端上2寸，股四头肌内侧头的隆起处。第一次找血海穴时，可以请朋友帮忙，一人坐下屈膝，另一人以对侧手掌按住对方的膝盖，2~5指向膝上伸直，拇指向膝内侧约呈45°角斜置，指端尽处所点的位置就是血海穴。

💬 找对位置记住，自己以后可以经常按压。血海穴有健脾化湿、调经理血的作用。

≈三阴交

📍 在小腿内侧，当足内踝尖上3寸，胫骨内侧缘后方。先找到内踝尖，沿内踝尖向上推按，可以摸到胫骨的后缘，这里就是足太阴脾经在小腿部的循行线。内踝尖向上约一掌（四指并拢为一掌）处为三阴交穴。

经后养血

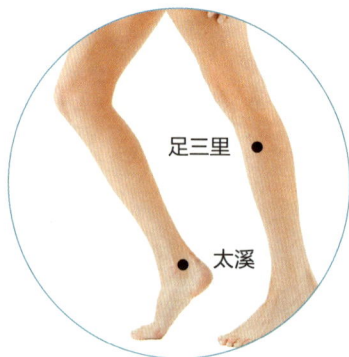

≈太溪

📍 在内踝尖与跟腱后缘之间的中点处。

💬 拇指指尖立起，用力掐按，使酸胀感向足跟部放散，每次3~5下。

≈足三里

📍 取足三里时先要找到它上面的犊鼻穴，当我们屈膝时，髌骨与髌骨下方的韧带（髌韧带）外侧凹陷内就是犊鼻穴，自犊鼻向下约一掌，旁开胫骨前缘一横中指宽，即为足三里穴。

💬 用力点按此穴，会有明显的酸麻胀感，并向膝部或沿小腿向下放散。点按1分钟后可略放松，改点为揉，1分钟后再施点法，如此反复3~5次。

TIPS

自我按摩法

在月经前3~7天，每晚睡前平躺仰卧，用双手掌根自脐部往下由轻而重，下推100下，约5分钟，然后用掌根在腹部顺时针按摩腹部5~10次。用食指、中指、无名指的指肚在脐周反复旋转按摩3~5分钟，最好产生温热感。从大腿内侧、脚踝骨内侧到脚骨的沿线，用手的根部及手指的指腹按摩，能消除下腹部的紧张。用拇指按压在尾骶骨上方，找出感觉舒服的地方，重点性地按揉该处3~5分钟。

背后按摩自己不方便操作，可以找家人帮助。俯卧位趴在床上，体位要自然舒适。按摩者用手掌或掌根自上而下，从颈根部位推至臀部，反复进行多次。然后用手掌或掌根揉摩腰骶部3~5分钟。用按压法在八髎（可用拇指在骶骨部位按压，找出最舒适点）、肾俞、命门、脾俞、肝俞、腰眼等穴位处进行揉按，每穴1分钟左右，以局部出现酸胀，或有向下反射感为好。用整个手掌紧贴腰骶部，以指尖垂直于脊柱的方向来回快速摩擦2~3分钟，使局部出现灼热感。最后再用自上而下的推法操作几次结束。

以上方法要求经前1周开始自我按摩，每日1次，直到月经来为止。此外，平日有空闲时间便可以进行，最关键的是要持之以恒，要有信心，以认真负责的态度对待自己的健康。

食疗调理

　　痛经患者平时饮食应多样化，不可偏食，应经常食用有理气活血作用的蔬菜水果，如荠菜、香菜、胡萝卜、橘子、佛手、生姜等。身体虚弱、气血不足者，宜常吃补气、补血、补肝肾的食物，如鸡、鸭、鱼、鸡蛋、牛奶、动物肝肾、豆类等。另外，专家发现，服用钙质的女性，较未服用者不易发生痛经。

烧丝瓜

原料

丝瓜800g，水发香菇50g，姜汁适量。

制法

先将水发香菇去蒂洗净，丝瓜去皮洗净切片；锅烧热，加入生油，用姜汁烹，再加丝瓜片、香菇、料酒、精盐、味精，煮沸至香菇、丝瓜入味，用湿淀粉勾芡，淋入麻油，调匀即成。

功效

益气血，通经络。

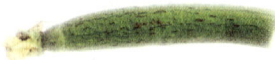

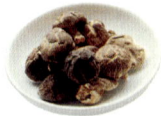

程博士说丝瓜

　　丝瓜性平味甘，有通经络、行血脉、凉血解毒的功效。古人认为老丝瓜筋络贯穿，类似人体的经络，故可借老丝瓜之气来导引人体的经络，使经络通畅、气血通顺，月经自然也通顺了。现代研究表明，丝瓜中含防止皮肤老化的维生素B_1，增白皮肤的维生素C等成分，能保护皮肤。长期食用或用丝瓜液擦脸，还能祛皱消斑，使皮肤光滑、细腻，是不可多得的美容佳品。

山楂泥

原料

鲜山楂1000g，红糖250g。

制法

山楂洗净后放入锅中，加入适量水，文火熬煮至山楂烂熟，加入红糖250g，再熬煮10分钟，待其成为稀糊状即可。

程博士说山楂

　　山楂食疗适合血瘀型痛经患者，此类型表现为行经第1~2天或经前1~2天发生小腹疼痛，待经血排出流畅时，疼痛逐渐减轻或消失，且经血颜色暗，伴有血块。患者从经前3～5天开始服用本方，每日早晚各食山楂泥30ml，直至经后3天停止服用，此为1个疗程，连服3个疗程即可见效。中医认为山楂具有活血化瘀的作用，是血瘀型痛经患者的食疗佳品。

❧❧ 草药调理 ❧❧

❘ 程博士提示

中医认为，月经病与肾、脾、肝等脏相关，而且痛经有寒、热、虚、实之分，可以痛感来分类。喝热饮痛感减弱属寒，痛感加剧属热，喜按喜揉者属虚，越按越痛者属热。痛经者平时应忌食生冷和酸辣食物，以清淡易消化为佳。下面推荐几个治疗痛经的小方子，如果痛经严重，还是要去医院进行专业诊疗。

气血虚弱型

▌黑豆蛋酒汤

——— 原料 ———	——— 制法 ———
黑豆60g，鸡蛋2个，黄酒或米酒100ml。	将黑豆与鸡蛋加水同煮即可。
	——— 功效 ———
	调中下气，和血润肤，止痛。

肝肾亏虚型

▌川芎丹参煲鸡蛋

- 原料 - 川芎6g，丹参12g，鸡蛋2个。

- 制法 - 上药加水同煮，待蛋熟后去壳再煮片刻，吃蛋喝汤。

寒凝血瘀型

姜艾薏苡仁粥

- **原料** – 干姜、艾叶各10g，薏苡仁30g。

- **制法** – 将前2味水煎取汁，将薏苡仁煮粥至八成熟，入药汁同煮至熟。

- **功效** – 温经化瘀，散寒除湿，润肤。

气滞血瘀型

益母草煮鸡蛋

- **原料** – 益母草30g，鸡蛋2个。

- **制法** – 上述2种材料加水同煮，待蛋熟后再煮片刻，吃蛋喝汤。

你是哪种痛经？

气滞血瘀型

一般是由于不良情绪引起的。比如经常生气、恼怒，遇事爱钻牛角尖，想不开，动不动就郁闷，这种类型的人平时经期情绪波动较大，常表现为小腹胀痛或刺痛，按揉腹部疼痛反而加重，有时伴有胸胁乳房胀痛，烦躁易怒，经行不畅、量少，经色紫暗，血块较多，血块排出后疼痛减轻，或有膜样物排出后疼痛缓解。

寒凝血瘀型

一般有受寒史。常表现为小腹冷痛，热敷或饮热水后疼痛缓解，经量少，经色暗黑，有血块，脸色发青发白，怕冷，易腹泻。

湿热下注型

平时白带较多，颜色黄稠，有臭气。经期小腹疼痛，拒绝按揉，热敷也不会缓解，并且小腹有灼热感。

气血虚弱型

平时体质较虚，面色发白或发黄，缺少光泽，常有精神疲惫，肢体乏力感。常在经期中或结束后感觉小腹隐隐作痛，或小腹及阴部空坠，揉按之后有所缓解。有时伴有月经量少，颜色较淡。

肝肾亏虚型

时常有腰膝酸软感，或头晕耳鸣，或潮热，眼眶晦暗，经后明显。经期或经后小腹绵绵作痛，经色淡暗量少。

生活常识防痛经

TIPS

1. 积极进行妇科病的诊治，及早发现和排除各种器质性病变。

2. 上述方法贵在坚持，持之以恒才能真正起到防病、保健、治病的作用。

3. 注意讲究经期卫生。卫生巾宜用质地柔软、吸水性能好的消毒棉垫，应以勤换为原则。经期必须保持外阴清洁，洗澡只能淋浴不可盆浴。

4. 注意饮食均衡。痛经患者在月经来潮前3~5天内饮食宜以清淡易消化为主，不宜吃得过饱，尤其应避免进食生冷食品，以免诱发或加重痛经。月经来潮时，则更应避免一切生冷及不易消化和刺激性食物，如冰激凌、冷饮、辣椒、生葱、生蒜、胡椒、烈性酒等。

5. 注意保暖，避免受凉。突然或过强的冷刺激有可能使子宫及盆腔内血管挛缩而引起痛经或月经骤停。此外，经期身体抵抗力降低，受凉后更易感染疾病。因此，经期必须注意保暖，尤其是下半身的保暖更为重要。应避免用冷水洗头、洗澡和洗脚或淋雨、涉水，也不可坐泥地、砖地或水泥地。

6 保持心情舒畅。精神紧张或情绪波动都能影响中枢神经系统的调节功能，从而引起月经失常或加重经期反应。脾气急躁者，更需注意克制，否则过于激动，很有可能使月经减少或突然停止。

7 生活作息要规律。注意劳逸结合，保证充足的睡眠。平时要加强体育锻炼，提高身体素质。

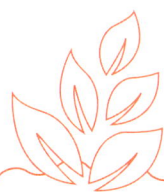

排毒健体篇

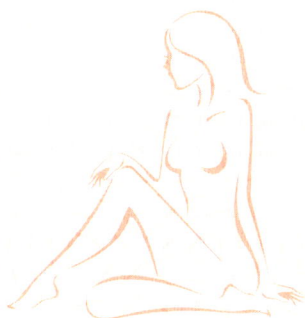

美容保健，古人称为"驻颜"。

爱美之心人皆有之，

有谁不愿意自己面色红润、

皮肤洁白细腻呢？

随着时间的推移，

皮肤的问题似乎越来越多：

痘痘、雀斑、皮肤病……

究竟是谁毒害了我们的皮肤？

要健康，要美丽，除了远离外来之毒以外，

就要把这些内在的毒素清除干净。

近年来，

以"排毒养颜"为功能的保健品日渐走俏，

小到 17、18 岁的姑娘，

大到 45、46 岁的中年女性，

争相购买使用，

以求"永葆青春"，

这些保健品真的这么有效吗？

古语有"是药三分毒"之说，

使用了大量的类似保健品之后，

不少女性都出现了诸如"继发性便秘"的副作用。

这样的"排毒养颜"

实则给女性健康带来了更大的危害。

那么有没有更为安全的排毒养颜方法呢？

❧ 经络排毒 ❧

毒，指对机体有不利影响的物质，内在之毒（消化道、泌尿道等不通或者由于代谢紊乱所产生的对人体有害的物质）存留在体内会导致脏腑、组织的功能障碍，新陈代谢紊乱，引发多种疾病。如果脏腑功能减退，大肠、小肠生理功能失调，不能将体内的毒素清除干净，存留于体内的毒素会随着血液循环"毒害"我们的身体。

胃肠毒——点按足三里、上巨虚、下巨虚

大肠、小肠是人体清除毒素最为重要的排毒途径，因此全身的排毒也要从这里开始。

≈足三里

- 位于小腿前外侧。两膝外侧凹陷处直下三寸。
- 常用保健穴。每天用大拇指或中指按压两侧足三里穴各1次，每次每穴按压5~10分钟，每分钟按压15~20次，使局部有明显的酸胀、发热的感觉即可。

≈上巨虚

- 从足三里直下三寸。按压法同足三里。

≈下巨虚

- 从上巨虚直下三寸。按压法同足三里。

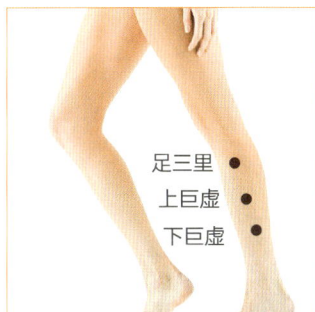

足三里
上巨虚
下巨虚

除按压方法外，每日不拘时沿足三里、上巨虚、下巨虚所连成的直线用手掌进行叩击，至发热即可，有疏通经络、促进胃肠功能的疗效。

呼吸之毒——点尺泽、鱼际

城市的环境越来越糟糕，空气迷迷蒙蒙的见不到蓝天，可是人总要呼吸，从空气中带到体内的毒素可不是那么容易就能顺利排出来的，点按与肺相关的穴位，将呼吸之毒排出体外。

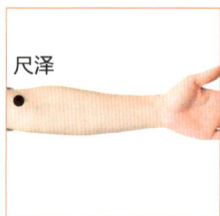

≈尺泽

📍 手掌向上，微屈肘，在肘横纹上，肱二头肌肌腱桡侧缘处取穴。

💬 尺泽是手太阴肺经之合穴，主治呼吸系统疾病，如肺炎、支气管炎、支气管哮喘、咽喉肿痛等。平时按按可以清热和胃，通络止痛。

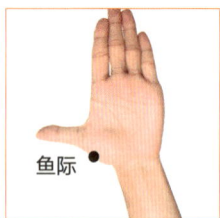

≈鱼际

📍 手掌大鱼际部的中点处，靠近第一掌骨的边缘。

💬 点按此穴时，拇指要立起用指尖用力点按，更易出现明显的酸胀感。

小便之毒——委中、委阳

水液代谢的废弃物由尿液排出人体体外，点按委中、委阳，让毒素从小便一扫而光吧！

≈委阳 委中

📍 在腘横纹的外侧端取委阳穴，腘窝横纹正中取委中穴。

💬 用拇指尖端分别点按两穴各1分钟，左右腿交替5~8次。委阳：委，堆积也。阳，阳气也。委阳穴名意指膀胱经的天部阳气在此聚集，故名委阳。常常按摩可益气补阳。

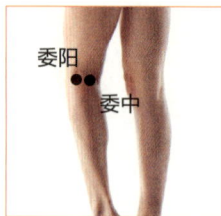

食疗排毒

　　高脂肪食物、食品添加剂、杀虫剂、空气中的有毒排放物……越来越多的毒素充斥着我们的生活；痤疮、口臭、便秘、头疼……这些都是体内毒素积聚的信号。当健康面临威胁，排毒就成了每日必不可少的功课。

　　很多人都知道毒素积聚会引起疾病、应该排毒，却不知道那"毒"到底是什么；很多人都选择洗肠、吃药来排毒，却不知道这是一个严重的错误。其实，"毒素"包括各种对健康不利的物质，既有外部环境带来的，也有身体产生的。中医认为体内湿、热、痰、火、食，积聚成"毒"，其中宿便的毒素是万病之源；西医则认为人体内脂肪、糖、蛋白质等物质新陈代谢产生的废物和肠道内食物残渣腐败后的产物是体内毒素的主要来源。在改善环境的同时，有意识地选择一些排毒食物，并且坚持运动才是清除毒素的正确方法。

排毒养颜猪血汤

—— 原料 ——

菠菜3棵，猪血100g。

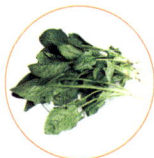

—— 制法 ——

菠菜择去黄叶，洗净后切段，焯水备用；猪血洗净后切块。锅置火上，放入适量香油，炒香葱段后放入适量开水，大火煮开。将猪血放入锅中，煮至水再次滚沸，加入菠菜段、盐，稍煮1~2分钟即可。

◆ 程博士说猪血

　　常喝猪血汤，不仅可以排除体内毒素，还有美容的作用。**猪血**味甘、苦，性温，有解毒清肠、补血美容的功效。猪血富含维生素B_2、维生素C、蛋白质、铁、磷、钙、烟酸等营养成分。猪血中的血浆蛋白被人体内的胃酸分解后，产生一种解毒、清肠分解物，能够与侵入人体内的粉尘、有害金属微粒发生化合反应，易于毒素排出体外。长期接触有毒有害粉尘的人，特别是每日驾驶车辆的司机，应多吃猪血。另外，猪血富含铁，对贫血而面色苍白者有改善作用，是排毒养颜的理想食物。

　　需要注意的是，猪血中含有猪机体的新陈代谢废物，大量食用也会给人体带来负担；另外，过量食用猪血，会影响其他矿物质的吸收。所以除非特殊需要人群，1周建议食用不超过2次。

黑木耳红枣汤

—— **原料** ——
黑木耳10g，红枣50g。

—— **制法** ——
锅中放入适量水，把黑木耳和红枣煮熟即可，也可放入蜂蜜或者冰糖调味。

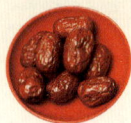

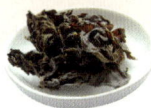

🔥 程博士说木耳

木耳味甘、性平，归胃、大肠经；中医认为它有滋阴润肺、养胃润肠、和血止血、涩肠活血、养容等功效。据研究，黑木耳含有一种植物胶质，有较强的吸附力，在人体中可把残留在消化系统的灰尘、杂质吸附集中起来排出体外，从而起到清胃涤肠的作用。另外，黑木耳可用于防治心血管方面疾病，美国科学家哈默斯米研究证实，吃黑木耳炒豆腐能减慢血液凝块的形成，有预防冠心病的作用。黑木耳还含有抗癌物质，食之有益。

❧ 草药排毒 ❧

排毒的中草药可真是不少，目前我们常用的要数金银花、绿豆、菊花、夏枯草这些了。这些草药口感并不难接受，特别是绿豆，是家里常用的食材。排毒的草药多为寒凉之品，不推荐大量、长期服用。作为养生而并非治病的一种方法，推荐大家用开水冲泡，或者少量药物配以大量水，煮汤饮用，或者到正规医院咨询中医师后再饮用。

绿豆百合汤

— **原料** — 绿豆300g，鲜百合100g。

— **制法** — 将绿豆拣去杂质，洗净；鲜百合掰开鳞瓣，弃去外面老瓣，洗净备用。锅置火上，加清水煮沸，放入绿豆、百合煮沸，撇去浮沫，改用小火煮至绿豆开花、百合瓣熟烂时加入白糖调味，装盘即可食用。

程博士说绿豆

绿豆性寒凉，功效可清热解毒祛火，是我国广大地区夏天常用的饮用佳品。常饮用则能帮助排泄体内的毒物，促进机体的正常代谢。中医常常用绿豆解多种食物或药物的毒性。需要注意的是平时脾胃虚寒之人不宜常食。

夏桑菊

—— 原料 ——

夏枯草12g，桑叶10g，菊花10g。

—— 制法 ——

将夏枯草、桑叶加入适量的水浸泡半小时后，再煮半小时，最后加入菊花煮3分钟，即可代茶饮。可用冰糖或蜂蜜调味。

程博士提示

夏枯草辛、苦，寒。归肝、胆经，可清火明目、散结消肿。用于目赤肿痛，目珠夜痛，头痛眩晕，瘰疬，瘿瘤，乳痈肿痛，甲状腺肿大，淋巴结结核，乳腺增生，高血压。"夏桑菊"在南方是一种常见的凉茶，居家可以按上方自行煮制，清肝热的效果明显，对于保肝护肝有非常不错的功效。

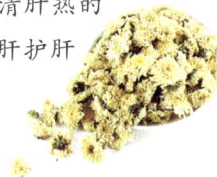

一点一滴也排毒

1 多饮水，大肠是粪便堆积的地方

多饮水可以促进新陈代谢，能缩短粪便在肠道停留的时间，减少毒素的吸收，溶解水溶性的毒素。最好在每天清晨空腹喝一杯温开水。此外清晨饮水还能降低血液黏度，预防心脑血管疾病。

② **每周吃2天素食，给肠胃休息的机会**

过多的油腻或刺激性食物，会在新陈代谢中产生大量毒素，造成肠胃的巨大负担。

③ **多吃新鲜和有机食品**

多吃新鲜和有机食品，少吃加工食品、速食品和清凉饮料，因为其中含有较多防腐剂、色素等对人体有害的物质。

④ **在日常饮食中控制盐分的摄入**

过多的盐会导致闭尿、闭汗，引起体内水分堆积，影响毒素排出。

⑤ **吃东西不要太快，多咀嚼**

慢慢咀嚼能分泌较多唾液，中和各种毒性物质，引起良性连锁反应，以排出更多毒素。